Dr. Andrea Flemmer
Apotheke Regenwald

nv

Danksagung der Autorin

Mein herzlicher Dank gilt Dr. Carlos Soares Pinto für das Vorwort. Ebenso bedanke ich mich bei OroVerde e.V., dem Kräutergarten Paraguay, Alexandra Baier (www.alexxis.net), Herrn Kratzer von Dr. Grandel sowie Reindert Dekker von Brazilian Forest für die schönen Bilder vom Regenwald und seine Heil- bzw. Nutzpflanzen. Bei der Oro Verde GmbH bedanke ich mich zusätzlich für die wertvollen Informationen zu den Pflanzen. Bei Salve Floresta und Pro Regenwald bedanke ich mich zudem für die Beschreibungen ihrer Initiativen. Ebenso bedanke ich mich beim WWF für die Unterstützung, insbesondere bei Britta Pätzold.

Dr. Andrea Flemmer

Apotheke Regenwald

Neu erforschte und erstaunliche Therapiemöglichkeiten mit pflanzlichen und tierischen Substanzen aus den Regenwäldern.

naturaviva

Impressum und Bildnachweis

5 4 3 2 1 | 2012 2011 2010 2009
© naturaviva Verlags GmbH, Weil der Stadt 2009.
www.naturaviva.de

Alle Rechte vorbehalten, insbesondere die der Übersetzung, der Übertragung durch Bild- und Tonträger, des Vortrags, der fotomechanischen Wiedergabe, der Speicherung und Verbreitung in Datensystemen und der Fotokopie. Nachdruck, auch auszugsweise, nur mit Genehmigung des Verlages.
ISBN 978-3-935407-15-1

Farbfotos auf den Seiten: I/Elke Mannigel – OroVerde e.V.; II oben/Johnny Lye, unten/Mayumi Terao (beide istockphoto); III oben links/Erich Eggimann, oben rechts/maureenpr (beide istockphoto); III unten, IV oben, V oben, VIII oben links, IX oben, X oben, XI oben und unten links, XII oben und unten links, XIII unten links/Beat Ernst – Basel; IV unten links/xyno, unten rechts/Joseph White (beide istockphoto); V unten links/earthmandala, unten rechts/Sam Aronov (beide istockphoto); VI oben/Brazil2, unten Yali Shi (beide istockphoto); VII oben/tinus bezuidenhout – istockphoto; VII unten links und rechts, VIII oben und unten rechts, IX unten, XIV oben rechts/ Oro Verde GmbH; VIII unten links/Patricia Bacheller, X unten/Marcelo Piotti (beide istockphoto); XI unten rechts/Alexandra Baier – Kräutergarten Paraguay; XII unten rechts/Keiichi Hiki, XIII oben/KieselUndStein, XIII unten rechts/Michael Lynch (alle istockphoto); XIV oben links/Dr. Grandel; XIV unten/Salve Floresta; XV oben links/JUAN SILVA, XV oben rechts/ Mark Kostich, XV unten/Morley Read, XVI oben/Gunter Guni (alle istockphoto); XVI unten/Chloé Cipolletta – WWF Deutschland.

Schwarz-Weiß-Abbbildungen im Buch von istockphoto: Seite 5/SaulHerrera, alle anderen John_Woodcock. Cover: SZE FEI WONG (istockphoto).
Umschlagentwurf: Julia Graff, Design + Produktion, Stuttgart
Satz: Erich Schuhmacher, Magstadt
Printed in Germany 2009

Hinweis

Sie finden bei verschiedenen Pflanzen Angaben zu Rezepten der Einheimischen, die diese bei unterschiedlichsten Krankheiten einsetzen – und immer schon eingesetzt haben. Die Anwendung der Pflanzen beruht auf Überlieferung und nicht auf wissenschaftlichen Untersuchungen. Die Einnahme oder der Genuss der dargestellten Produkte geschieht auf eigene Gefahr. Weder die Autorin noch der Verlag können für eine positive Wirkung garantieren, da oft jahrelange Erfahrung im Umgang mit Krankheiten und Pflanzen nötig ist, bevor man mit ihnen heilen kann. Schamanen oder Naturheiler wissen aufgrund ihrer Ausbildung, wie sie die Pflanzen behandeln müssen, die bei falschem Umgang auch gesundheitsschädlich sein können. Die Hinweise in diesem Buch ersetzen keinesfalls den Rat eines erfahrenen Therapeuten oder Arztes!

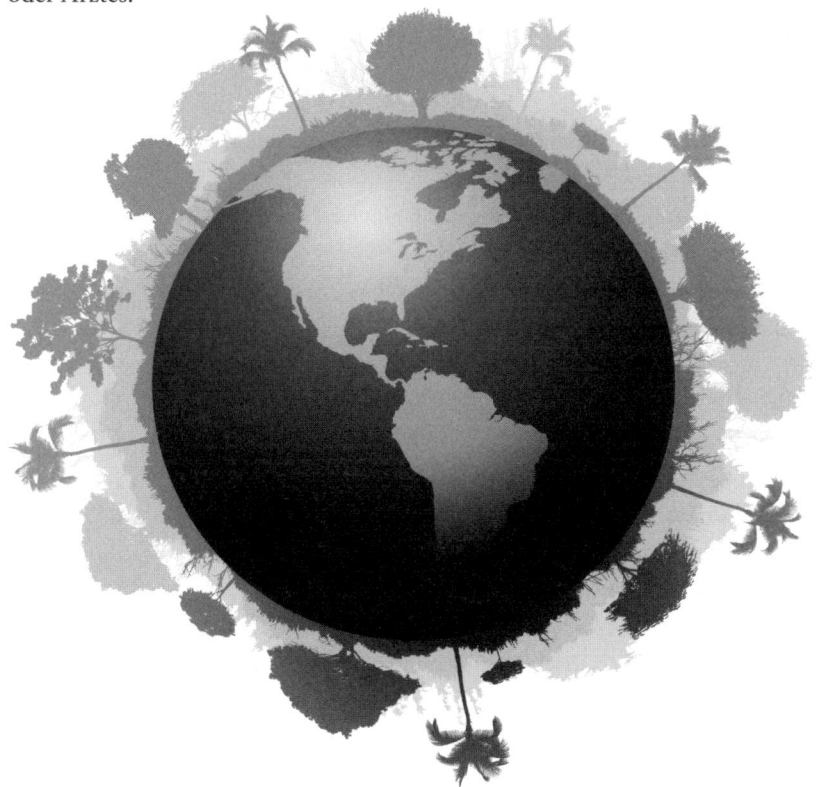

Inhalt

Vorwort 8
Einleitung 11

Teil I – Basiswissen Regenwald 13
Einführung 13
  Tropische Regenwälder 14 · Regenwälder der gemäßigten Breiten 15
Der größte Teil des Regenwalds ist unerforscht 15
Biologische Vielfalt – Schlüssel des Lebens! 17
  Biodiversität schützt das Leben 20 · Artenvielfalt im Regenwald 22
  Die Auswirkungen der Zerstörung 23 · Vernichtung bedeutet nur
  kurzfristigen Gewinn 25 · Verstärkung der Klimakatastrophe durch
  die Rodung der Regenwälder 26
Der Regenwald ist in Gefahr – die Ursachen des Artensterbens 27
Der Verlust in den Regenwäldern 28
Der Regenwald – ein empfindliches Ökosystem 31
Der Reichtum der Regenwälder 34

Teil II – Apotheke Regenwald 37
Nutzpflanzen 37
  Ananas 39 · Ingwer 39 · Papaya 41
Heilpflanzen 42
Regenwälder außerhalb Amerikas 46
  Afrikanische Pflaume 46 · Bintangorbaum 47 · Chew stick 48
  Chugriyuyu aus Madagaskar 48 · Goa-Bohne – eine Pflanze gegen
  Hungersnot 49 Indische Schlangenwurzel 51 · Javanischer Gelb-
  wurz 51 · Katemfe 52 · Madagaskar-Immergrün 53 · Samtbohne 55
  Ylang-Ylang 55 · Zitronengras 58

Regenwälder des amerikanischen Kontinents 59
Açaí/Kohlpalme 59 · Agaricus 61 · Andiroba 63 · Annattostrauch 66
Barbasco 69 · Caihua 70 · Cali Cali Casha 71 · Chanca Piedra 71
Chinarindenbaum 74 · Chuchuhuasa 74 · Copaiba-Baum 77
Cupuaçu 78 · Cuti Cuti 80 · Gelber Zimt 81 · Guanábana/Graviola 81
Ipecacuanha 85 · Katzenkrallendorn 86 · Knorbelbaum – Curare-
Liane 93 · Manayupa 94 · Marco 96 · Muña 97 · Paraguay-Jaborandi
– das Rutakraut 98 · Passionsblume 99 · Pasuchaca 101 · Ratanhia 102
Sangre de Drago 103 · Suma 109 · Tawari amarillo und Tawari
negro 110 · Ucuúba – der Talgmuskatbaum 114 · Yacón 114 · Yahuati
Caspi 115

Kurioses aus dem Regenwald
Mangostane 118 · Vampirfledermäuse 119 · Wild Yam 120

Nahrungsergänzungen aus dem Regenwald 128
Borojó 128 · Camu Camu 129 · Sacha Inchi 131

Gegen viele Krankheiten ist im Regenwald ein „Kraut" gewachsen 132
Verschiedene Krankheiten 133 · Krankheiten des Herz-Kreislauf-
Systems 139 · Krebs und Begleiterkrankungen 140

Teil III – Hilfe für den Regenwald 141
Initiativen in den Regenwaldländern 144
Konzept Biohandel (Biotrade) 145 · PeruBiodiverso 145 · PromPeru
– das „Peru National Biotrade Programme" 146 · Organics Brasil 147
Brazilian Forest – Natural Products 148 · Deutsche Gesellschaft für
Technische Zusammenarbeit GmbH (GTZ) 149 · Fundación Ecológica
Curiquingue (FUNECU) 149 · Sammelreservate – ein brasilianischer
Weg 150 · Weitere Organisationen, die vor Ort aktiv sind 152

Wenn Sie helfen wollen – verschiedene Initiativen bei uns 154
OroVerde – die Tropenwaldstiftung 154 · Salve Floresta e.V. 155
Pro REGENWALD 157 · WWF – World Wide Fund for Nature 158

Fazit: Wir müssen dem Regenwald helfen – auch uns zuliebe! 160

Anhang 163
Lexikon 163 · Quellenverzeichnis 167 · Stichwortverzeichnis 170

Vorwort

Von Dr. Carlos Soares Pinto

Eines Tages trifft der Stammeshäuptling der Kayapó (Zentralbrasilien) frühmorgens im dichten Wald plötzlich auf Dr. Mario Barbosa. Dr. Barbosa ist Naturarzt und erhofft sich von den Indianern neue Kenntnisse über Heilpflanzen. Der Häuptling ist bereit, sein Wissen weiter zu geben. Als die beiden nach einem vierstündigen Marsch auf eine Lichtung mit sehr hohen Bäumen gelangen, zeigt der Häuptling auf die Samen des Andirobabaums, die am Boden liegen. Er sollte nur die trockenen sammeln, „eine Tasche voll wird reichen". Dr. Barbosa füllt die Tasche mit ca. drei Kilogramm Andirobasamen. Mit ihrem Fund kehren die beiden ins Reservat zurück.

Dort angekommen erhitzt der Häuptling auf einem Feuer einen Kessel mit Wasser und wirft, als dieses kocht, die Nüsse hinein und wartet, bis das Öl aus den Samen austritt. Mit einem großen Holzlöffel schöpft er das auf dem Wasser schwimmende Öl ab und sagt: „Das ist unser Vermögen, nicht Holz und Bodenschätze, die endlich sind und deren Ausbeutung Zerstörung bringt, sondern die nachwachsenden Heilpflanzen, die man im Wald findet."

Das National Cancer Institut (NCI) in Bethesda (Maryland, USA) gibt als Herkunftsort von gut 70 Prozent der potenziell gegen Krebs wirksamen Pflanzen den tropischen Regenwald an. Im englischen *Journal of Ethnopharmacology* (Nr. 40/1993; S. 53–75) wird die Bioaktivität des Andirobaöls (Carapas guianensis Aubl. aetheroleum) als wirksam gegen Tumore bezeichnet.

Die sanfte Gewinnung und Verarbeitung von Heilpflanzen, Früchten, Wurzeln, Blättern, Kautschuk usw. aus dem Regenwald ist die einzige reelle Chance für dessen Erhalt und für seine Menschen.

Die Studie konzentrierte sich auf die Caboclo-Gemeinden Marajós, der Hauptinsel des Amazonasdeltas. Die Caboclos[1] wurden interviewt und die Gewinnungsverfahren für die Stoffe aus der Nuss erforscht. Dem Andirobasamen werden darin folgende Eigenschaften zugeschrieben: antibakteriell, antimykotisch und heilungsfördernd bei Tumoren. Auch Dr. Barbosa weiß das Öl zu schätzen und nimmt es nach Belém mit in seine Arztpraxis.

Die Erklärung, warum im Regenwald so viele Heilpflanzen zu finden sind, geht auf die Annahme zurück, dass Flora und Fauna nie dem Schock der Eiszeit ausgesetzt waren, und dadurch viel weniger Pflanzen ausgestorben sind, als anderswo auf der Welt.

Der Häuptling des Kayapóstammes ist in der Lage, bis zu 650 Pflanzenarten zu identifizieren und sie zu nutzen, so schätzte beispielsweise der nordamerikanische Ethnobotaniker Darrell Addison Posey (1947 – 2006). Posey trug mit seiner über 13-jährigen Forschung im brasilianischen Bundesstaat Pará maßgeblich zu einem Pardigmenwechsel in der Wahrnehmung des Regenwaldes und seiner indigenen Bewohner bei: Vor seinen Arbeiten war man allgemein davon ausgegangen, dass die Indianer den Amazonasdschungel als „unberührten" Wald bewahrten. Posey und seinen Kollegen vom botanischen Goeldi Museum in Belém gelang es nachzuweisen, dass beispielsweise die in Mato Grosso und Pará beheimateten Stämme der Kayapó, im Übergangsbereich von Cerrado-Savanne und Regenwald, in Vegetationsinseln – von ihnen Apetesa genannt – schon seit Menschengedenken eine Vielzahl an Medizinalpflanzen kultivierten.

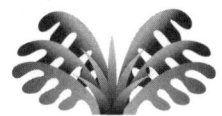

Mit diesem Buch gibt die Autorin Dr. Andrea Flemmer uns die Möglichkeit, uns mit dem Thema Regenwald auseinanderzusetzen. In den 1990er-Jahren hatte man über verschiedene Alternativen zur Rettung des Regenwaldes nachgedacht. Landkauf

---

[1] *Flussbewohner*

und Patenschaft waren in Europa sehr beliebt. Leider haben diese Aktivitäten zu keinem Erfolg geführt, im Gegenteil: Die Bodenspekulation in Regenwaldgebieten ist enorm gestiegen.

Nutzen wir die oben beschriebenen gegebenen Möglichkeiten! Auch volkswirtschaftlich gesehen ist die sanfte Nutzung des Regenwaldes profitabler als seine Abrodung. Nicht einmal das aus ihm gewonnene Holz ist so viel wert wie seine Heilpflanzen. Ein Hektar Regenwald besitzt einen Holzwert von derzeit etwa 150 Euro[2] – aber nur ein einziges Mal! Als gerodete Viehweide mag diese Fläche vielleicht 400 Euro an Fleischertrag abwerfen. Aber ein Hektar intakter Regenwald liefert alleine an Andirobasamen, Paranüssen, Kautschuk, Copaiba oder Cupuaçu (eine der meistgenutzten Früchte Amazoniens) mindestens 1.000 bis 2.000 Euro jährlich! In diese Richtung sollten wir uns bemühen weiterzudenken und vielleicht durch die Lektüre dieses Buches neue Ideen zu entwickeln.

Seit ich Dr. Flemmer kenne, habe ich sie sehr schätzen gelernt. Die Autorin bringt durch ihr Interesse an der Heilwirkung der tropischen Pflanzen, detaillierten Beschreibungen und den Anwendungsmöglichkeiten dem interessierten Leser viele Hintergrundinformationen nahe, um die Brisanz der heutigen Lage richtig einschätzen zu können und die fortschreitende Zerstörung des Regenwaldes kritisch zu hinterfragen und aufzuhalten.

Dr. Antonio Carlos Soares Pinto, brasilianischer Ökologe, Diplom-Soziologe und Gründer des Regenwaldprojektes „Salve Floresta"

> Wir meinen, unsere Medizin sei modern und beruhe auf wissenschaftlichen Grundlagen. Dabei vergessen wir, dass viele unserer medizinischen Verfahren auch auf Erfahrung und Beobachtung zurückzuführen sind.

---

[2] *zum Erscheinungszeitpunkt des vorliegenden Buches*

Einleitung

Der Regenwald – unendliche Vielfalt! Biologen müssen dort nicht lange suchen und schon finden sich neue Pflanzen- oder Tierarten. Aber nicht nur neue Arten sind zu entdecken, sondern wahre Wunderpflanzen offenbaren sich! Heilmittel gegen Krebs und Herz-Kreislauf-Erkrankungen sind in diesen Pflanzen verborgen – und das sind nur zwei große Erkrankungsgruppen, denen man bereits heute mit Wirkstoffen aus dem Regenwald begegnen kann.

Vielleicht gibt es ja Wirkstoffe, die in unseren Pflanzen nicht vorhanden sind, jedoch in Lebewesen aus dem Regenwald durchaus vorkommen und vielleicht sogar zum Teil von den Einheimischen entdeckt wurden. Dabei darf man nicht vergessen, dass diese Einheimischen, auch als „indigene Völker" bezeichneten Bewohner des Regenwaldes, wertvolle Hilfe leisten können. Sie kennen Pflanzen und Lebewesen, die Krankheiten heilen – allerdings solche, die in ihrer Kultur auftreten und aufgetreten sind. Ob die jeweilige Krankheit, die bei uns zu großen Problemen führt, dort ebenfalls vorhanden ist, weiß man oft nicht.

Zunehmend wird versucht, diese Menschen auch am Gewinn der Pharmamultis zu beteiligen, wenn sie ein neues Medikament finden helfen bzw. die Pflanze aus ihrer Umgebung stammt. Tut man dies nicht, so sind sie gezwungen, ihren Lebensunterhalt mit Brandrodung und Abholzung zu verdienen.

Der Regenwaldschutz ist nicht nur aufgrund der Stabilisierung des Klimas sehr wichtig: Er ist Nahrungsquelle, Lebensraum, heiliger Ort, Nutzholzquelle und Apotheke zugleich – und zwar **die größte Apotheke der Welt.** Bis heute wurde nur ein kleiner Teil der dortigen Pflanzen auf ihren möglichen Einsatz als Heilmittel untersucht. Werden Brandrodung und Abholzung des Waldes in dem derzeitigen dramatischen Umfang fortgesetzt, dann gehen unweigerlich potenzielle Naturheilstoffe verloren. Um dieses Problem zu verringern, schrieb ich dieses Buch. Wenn auch Sie helfen wollen, finden Sie am Ende des Buches viele Möglichkeiten, dazu beizutragen. Dass Sie den Reichtum der Regenwälder kennen und schätzen lernen mögen, das wünscht Ihnen Ihre

Dr. Andrea Flemmer

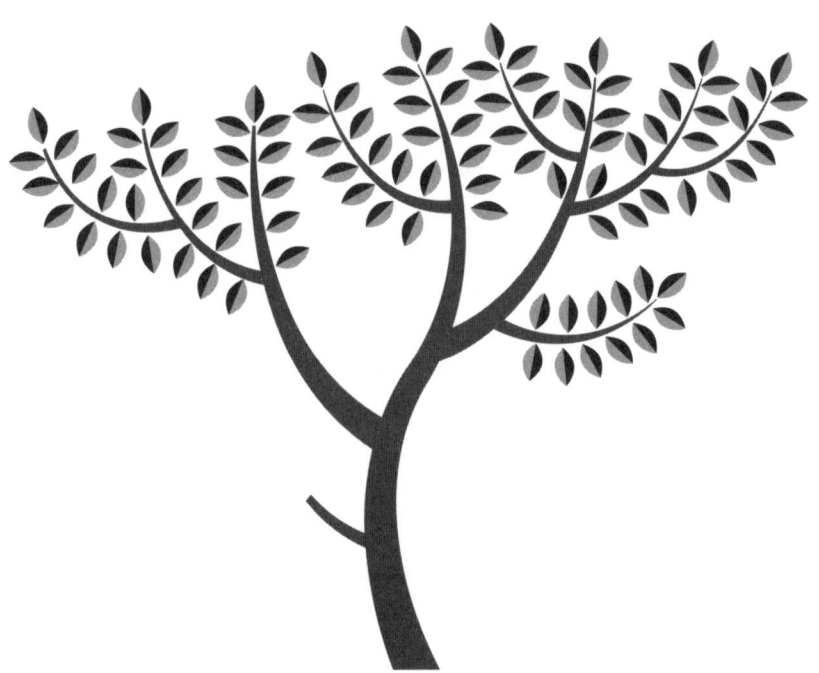

Teil I – Basiswissen Regenwald

Einführung

Als **Regenwald** bezeichnet man eine weitgehend naturbelassene, bewaldete Region. Sie ist durch ein besonders feuchtes Klima aufgrund von mindestens 2.000 mm Jahresniederschlag gekennzeichnet. Dabei ist der Regen gleichmäßig über das ganze Jahr verteilt. Dies ermöglicht ein üppiges Wachstum breitblättriger, immergrüner Bäume.

Man gliedert den Regenwald in verschiedene Schichten: Das Kronendach befindet sich in mindestens 30 Metern Höhe. Es wird vereinzelt durch 40 m hohe Baumriesen durchstoßen. Die mittlere Schicht umfasst verschiedene Höhen und schließlich folgt die unterste Schicht mit den maximal brusthohen Sträuchern. Dabei unterscheidet man zwischen den Regenwäldern in den Tropen und den Regenwäldern der gemäßigten Breiten.

In den verschiedenen Schichten des Regenwalds ist unterschiedlichstes Leben zu finden.

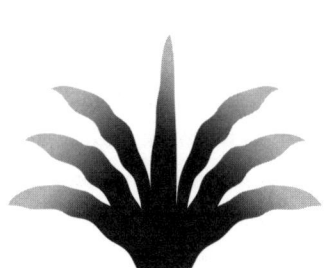

Tropische Regenwälder

Unter dem Begriff tropischer Regenwald versteht man ein Ökosystem, das eine Vielzahl von Waldtypen umfasst: zum einen den *Tiefland-Regenwald* bis etwa 800 Meter Höhe, zum anderen den *Berg-Regenwald* bis etwa 1.500 Meter Höhe und schließlich den *Nebelwald* jenseits von 2.000 Metern Höhe (s. Abbildungen Seite I und XVI). Manchmal unterscheidet die Fachliteratur zusätzlich bestimmte Regionen, so zum Beispiel den *Wolkenwald* für den Rücken der nördlichen Küstenkordilleren Venezuelas.

Die größte zusammenhängende Fläche – die gleichzeitig mehr als die Hälfte der Gesamtfläche aller tropischen Regenwälder umfasst – liegt im Bereich des Amazonasbeckens. Weitere große Regenwälder findet man im Kongobecken und in Indonesien.

Ein kleinerer Regenwald liegt an der südwestlichen Elfenbeinküste und den angrenzenden Regionen Liberias. Ursprünglich umfasste er ein Gebiet von 160.000 Quadratkilometern. Durch ungehemmte Abholzung und Brandrodung blieben schließlich nur noch 16.000 km², die jedoch ratenweise um bis zu 2.000 km² pro Jahr reduziert werden. Geschützt ist nur der 3.300 Quadratkilometer große „Tai National Park". Dieses einzigartige Reservat ist leider ebenfalls durch illegale Rodungen und Goldschürfungen bedroht.

Auch auf Madagaskar findet man noch etwas Regenwald. Er wird jedoch aufgrund des Bevölkerungswachstums und des damit zusammenhängenden Brandrodungslandbaus zunehmend zerstört.

Weiterhin findet man Regenwälder mit extremem Pflanzenreichtum an der Westküste Indiens, auf Sri Lanka und Malaysia, den Philippinen, auf Hawaii, in Mexiko, Mittelamerika, in Queensland und auf Neukaledonien. Leider werden es immer weniger – ihre Fläche schrumpft. Es ist zu befürchten, dass es den einen oder anderen Regenwaldbereich nicht mehr geben wird, wenn dieses Buch erschienen ist.

Immergrüne, tropische Regenwälder entstanden in der Entwicklungsgeschichte unseres Planeten auf allen Kontinenten auf beiden Seiten des Äquators bis ungefähr zum zehnten Breitengrad.

Regenwälder der gemäßigten Breiten

Regenwald gemäßigter Breiten kommt vor allem an der Westküste Nordamerikas, in Chile sowie auf Tasmanien und Neuseeland vor. Die Abgrenzung zum tropischen Regenwald erfolgt aufgrund seiner Lage in den gemäßigten Klimazonen.

Beiden Regenwaldtypen ist gemein, dass ihre Böden relativ nährstoffarm sind.

Der größte Teil des Regenwalds ist unerforscht

Als der bekannte Biologe Prof. Dr. Edward O. Wilson im Amazonasbecken forschte, berichtete er in seinem lesenswerten Buch „Der Wert der Vielfalt" (s. Anhang: Quellennachweis) von 800 Baumarten, die um ihn herum standen und die niemand erfasst hatte. Auch von den 1.000 Schmetterlingsarten, die dort vorkommen, kennt man die wenigsten und von den Orchideen im Regenwald wissen wir so gut wie gar nichts. Ähnliches gilt für Fliegen und Käfer sowie für die meisten anderen Arten – teilweise sind sie gänzlich unbekannt. „In einer Handvoll Erde könnte man 5.000 Bakterienarten finden, über die wir nicht das Geringste wissen", so Prof. Dr. Wilson, „Es ist wahrscheinlich, ja geradezu gewiss, dass man innerhalb von Tagen oder, wenn man hart arbeitet, Stunden nach der Ankunft auf eine neue Spezies oder ein neues Phänomen stößt."

Das mag für einige nicht zu verstehen sein, denn man hört so viel und mit Büchern könnte man Straßen pflastern. Aber unsere Medizin zeigt, dass viele Krankheiten nicht heilbar sind – ob es sich nun um Alzheimer, Multiple Sklerose, Parkinson oder andere handelt. Bei der Artenforschung befinden wir uns nahezu im Niemandsland und viele Pflanzen oder Tiere werden aussterben, bevor sie überhaupt gesehen oder beschrieben wurden.

„Wir bewohnen einen weitgehend unerforschten Planeten."
Prof. Dr. Wilson

Alle Berge und Flüsse tragen einen Namen, sämtliche Küsten und Landstriche sind vermessen, der Meeresboden ist bis in die tiefsten Gräben kartiert, die Atmosphäre in ihrem Aufbau und ihrer chemischen Zusammensetzung analysiert. Jedoch die Biosphäre – die Sphäre des Belebten – ist kaum untersucht. Etwa 1,4 Millionen Arten wurden entdeckt, das heißt, man gab ihnen einen Namen, jedoch zwischen zehn und 100 Millionen Arten leben auf unserem Planeten. Ja – nicht einmal die annähernde Zahl der Arten kennen wir! Von denjenigen, die erfasst sind, kennt man weniger als 10 % genauer.

Trotz dieser Widrigkeiten kann man immerhin die Aussterberaten in den tropischen Regenwäldern abschätzen. Diese Vernichtungsrate wurde von der „Food and Agriculture Organization" der Vereinten Nationen und von einigen Wissenschaftlern ermittelt. Man leitet den Artenverlust anhand der zerstörten Waldflächen ab.

Lebensraumzerstörung, Umweltverschmutzung, Klimaveränderungen und Ansiedelung ortsfremder Organismen beschleunigen das Verschwinden der teilweise noch unerforschten Arten enorm.

Für die Erforschung der Arten ist ein zeitliches Limit gesetzt, denn die menschlichen Aktivitäten, vor allem die Zerstörung von Lebensräumen, aber ebenso die Umweltverschmutzung und die Einführung exotischer Arten in verbliebene natürliche Lebensräume, beschleunigen das Artensterben nahezu atemberaubend. „Überall auf der Erde sind die Aussterberaten bereits einige hundert- oder tausendmal so hoch wie vor dem Auftreten des Menschen." konstatiert Prof. Dr. Wilson. Da die Entwicklung neuer Arten sehr, sehr lange dauert – je nach Art zwischen einigen Tagen (Bakterien und andere Mikroorganismen) und Millionen von Jahren (Säugetiere etc.) kann die neue Artentwicklung die Anzahl der Ausgestorbenen nicht ausgleichen. Das ist nicht nur deshalb so schlimm, weil wir dadurch neue Quellen wissenschaftlicher Information verlieren. „Ein riesiges Potenzial biologischen Reichtums wird vernichtet. Bislang unerschlossene Wirkstoffe, Kulturpflanzen, Arzneien, Hölzer, Fasern, Zellstofflieferanten, bodenregenerierende Pflanzen, Erdölersatzstoffe und weitere Produkte und Nutzungsmöglichkeiten werden niemals ans Tageslicht kommen", so Prof. Dr. Wilson. Manche Ignoranten tun Insekten und Unkräuter als unwichtig ab. Dabei sollte man nicht übersehen, dass z. B. die unscheinbare Pflanze Catharanthus roseus (Madagaskar-Immergrün, s. Seite 53) ein Arzneimittel gegen die Hodgkin-Krankheit und gegen die akute lymphatische Leukämie bei Kindern liefert, dass die Rinde der pazifischen Eibe möglicherweise den Eierstock- und Brustkrebs besiegen kann. Derzeit sind weniger als 2 % der tropischen Arten auf ihre Bedeutung für die Ernährung und medizinische Wirksamkeit untersucht. Dennoch wurden aus dieser geringen Anzahl über 7.000 Arzneien entwickelt, die Zutaten aus dem Regenwald enthalten. **Das entspricht etwa einem Viertel unserer heutigen Medikamente.** Welche unwiederbringlichen Schätze gingen uns verloren, wenn die Regenwälder aufgrund weniger, habgieriger Interessen vernichtet würden!

Biologische Vielfalt – Schlüssel des Lebens!

Viele werden nicht verstehen, wofür man Artenvielfalt benötigt. Für was brauchen wir Kopfläuse oder Ähnliches – auch Giftschlangen oder anderes Getier, das uns lästig ist. Wäre das nicht schön, sie ausrotten zu können?

Ob man Kopfläuse wirklich „braucht", sei dahingestellt. Aber was man wirklich benötigt, ist Artenvielfalt! Ich möchte Ihnen das an einem Beispiel verdeutlichen: Ein Swimmingpoolbesitzer fand es ausgesprochen lästig, immer wieder den Algenbewuchs in seinem Becken beseitigen zu müssen. Trotzdem wollte er nicht zu Chemikalien greifen, in denen er anschließend schwimmt. Was also tun? In der Natur putzt schließlich auch niemand die Seen oder Flüsse.

1. Er entschied sich zunächst, kleine Fische einzusetzen, die gerne Algen fressen. Das funktionierte wunderbar. Die Tierchen fraßen die Algen, das Becken war sauber. Es waren auch sowenig Fische, dass sie beim Schwimmen nicht störten. Dann aber geschah das Natürliche: Je mehr Futter eine Tierart zur Verfügung hat, desto mehr Nachwuchs bekommt sie auch. Die Tierchen vermehrten und vermehrten sich, bis das Becken fast voll von ihnen war. Dann passierte das Unausweichliche: die Algen waren abgeweidet, andere Nahrung stand nicht zur Verfügung, also verhungerten die Tiere. **Das Ergebnis: ein Swimmingpool voll mit Tierleichen.**

2. In der Natur gibt es für die meisten Arten einen Räuber, der die Anzahl der Tiere in Schranken hält. Also entschied sich der Swimmingpoolbesitzer als nächstes, wenige „Gegner" der Algenfresser zusätzlich einzusetzen. Auch dies funktionierte einige Zeit recht gut. Dann aber vermehrten sich die Räuber so stark, dass sie alle Algenfresser fingen und verspeisten. Rückzugsmöglichkeiten hatten die Gejagten nicht, sodass sie keine Möglichkeit hatten, ihren Jägern zu entkommen. Als alle Algenfresser verzehrt waren, verhungerten natürlich auch die Räuber. **Das Ergebnis: ein Swimmingpool voll mit Tierleichen.**

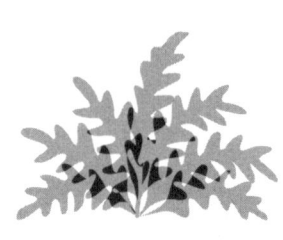

3. Der Swimmingpoolbesitzer schuf nun einige Rückzugsgebiete für die Algenfresser, sodass einige von ihnen verschont blieben. Das funktionierte schon besser. Nun setzte jedoch eine Hitzewelle ein und die temperaturempfindlichen Algenfresser überlebten dies nicht. **Das Ergebnis: ein Swimmingpool voll mit Tierleichen.**

4. Nun setzte der Besitzer zwei Arten von Algenfressern ein: die ursprünglichen und temperaturunempfindliche. Die Räuber mochten diese neue Fischart nicht, sie vermehrten sich eine Zeitlang ungehindert und das Ergebnis ist zwei Absätze weiter

oben nachzulesen. **Das Ergebnis: ein Swimmingpool voll mit Tierleichen.**

5. Also entschied sich der Besitzer, eine zusätzliche Räuberart einzusetzen, welche die temperaturunempfindliche Fischart bevorzugte. Auch das ging eine Zeitlang gut. Dann kursierte ein Virus unter den Räubern... **Das Ergebnis: ein Swimmingpool voll mit Tierleichen.**
6. Nun setzte der Besitzer vorsichtshalber mehrere Räuberarten ein, die nicht nur die Algenfresser mochten, sondern auch hitzeunempfindlich waren und denen auch bekannte Viren nichts anhaben konnten. Auf diese Weise verbesserte er das System immer wieder und er blickte zufrieden auf seinen ehemaligen Swimmingpool, der inzwischen zu einem Biotop mit einem vorläufig funktionierenden Artensystem geworden war.

Sie sehen: Nur eine einzige Art in einem System stirbt früher oder später aus.

Ein Ökosystem ist wie ein Turm aus Bausteinen, wie ihn kleine Kinder bauen. Genau wie bei solch einem Turm können Sie ein Klötzchen wegnehmen. Das führt sicherlich nicht dazu, dass gleich das ganze Bauwerk einstürzt. Erwischen Sie jedoch ein tragendes Teil, dann fällt das ganze Gebilde in sich zusammen. Das Problem ist, dass wir – nicht nur von den Lebewesen im Regenwald, sondern generell – so wenig über die Geschöpfe unseres Planeten wissen, dass wir nicht einmal erahnen können, welchen Stellenwert dieser „Baustein" in dem Gebilde unserer Natur hat. Das mag für Laien erstaunlich sein, aber es ist leider Realität: Wir kennen nur einen Bruchteil dessen, was unseren eigenen Planeten ausmacht.

> Ein Ökosystem benötigt Vielfalt, um sich neuen Umweltveränderungen anpassen zu können, wozu durchaus auch Krankheiten zählen.

Biodiversität schützt das Leben

Die biologische Vielfalt – im Fachausdruck auch Biodiversität genannt – bietet uns die Gewähr für ein Überleben auch unter den widrigsten Umständen. Wurde ein Gebiet durch einen Orkan oder andere Naturkatastrophen schwer geschädigt, so wird es sehr schnell zu neuem Leben erwachen, da die vorhandene Vielfalt der Umgebung für die Besetzung der neu verfügbaren ökologischen Nischen sorgt. Sogenannte opportunistische Arten, die nicht speziell an einen Lebensraum angepasst sind, sondern unter vielen verschiedenen Lebensbedingungen gedeihen können, besetzen den frei gewordenen Platz, der durch die Katastrophe entstanden ist. Es kommt zu einer Besiedelungsfolge, die dem ursprünglichen Zustand immer ähnlicher wird. War dieser Lebensraum aber zuvor artenarm, so wird es schon schwieriger.

Ein Negativbeispiel für Monokulturen ist der Reisanbau in Asien, der aufgrund ganzjähriger Ernten noch anfälliger ist. Hier können sich in Windeseile Krankheiten ausbreiten und die Lebensgrundlage von Millionen Menschen gefährden. Und das ist keine Hypothese sondern kalte Wirklichkeit! Prof. Dr. Wilson (s. Anhang: Quellenverzeichnis) berichtet über das „Rice-grassy-stuntVirus", das in den 1970er-Jahren Reisfelder von Indien bis Indonesien vernichtete. Damals gab es glücklicherweise noch genügend Wildarten und Varietäten des segenreichen Korns, um das Problem in den Griff zu bekommen. So untersuchte das International Rice Institute 6.273 (!) Reisarten auf ihre Resistenz gegenüber dem gefährlichen Virus. Tatsächlich wurde nur eine einzige, relativ ertragsschwache indische Art gefunden, welche die gewünschte Eigenschaft hatte: die Art „Oryza nivara", die der Wissenschaft damals erst wenige Jahre bekannt war. Man kreuzte sie mit der vorherrschenden Kulturform und konnte einen Mischling erzeugen, der gegen das

Monokulturen, die sich gleichförmig über riesige Areale erstrecken, sind der beste Nährboden für Schädlinge, die ihren alten Schrecken zurückgewonnen haben.

Virus resistent war und heute in Asien auf Reisfeldern mit einer Gesamtfläche von 110.000 Quadratkilometern angebaut wird!

Der Jalisco-Mais (Zea diploperennis) ist ein typisches Beispiel dafür, dass es sich lohnt, die genetische Vielfalt zu erhalten. Der Wildmais aus Jalisco (einem Bundesstaat Mexikos) wuchs auf einer Fläche von gerade einmal zehn Hektar, die kurz vor der Brandrodung durch Kleinbauern stand. Erfreulicherweise wurde er nicht vernichtet, sondern durch die Übertragung von Genen aus dem Wild- in den Zuchtmais konnte die Weltmaisproduktion im Gegenwert von mehreren Milliarden Dollar gesteigert werden. Ein Collegestudent hatte seinerzeit die wertvolle Pflanze entdeckt. Sie ist resistent gegen verschiedene Krankheiten und im Gegensatz zu unserem Mais mehrjährig.

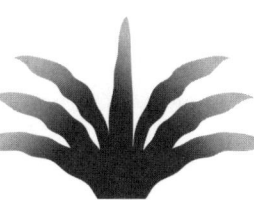

Heutzutage hat man Nutzpflanzenkulturen, die zum Teil nur aus einer einzigen Zelle hervorgingen. Pflanzliche Zellkulturen machen dies möglich. Nicht auszudenken, wenn dort ein ähnlich gefährliches Virus auftritt! „Auf den meisten brasilianischen Kaffeeplantagen wachsen Pflanzen, die von einem einzigen, aus Ostafrika importierten Baum abstammen", berichtet Prof. Dr. Wilson. Auch bei Kaffeebäumen kennt man eine Katastrophe wie die der Reisfelder: 1970 trat Kaffeerost in Brasilien auf und breitete sich von dort nach Mittelamerika aus. Dies drohte zu einer ernsten Gefahr für die Volkswirtschaft zu werden. Auch hier hatte man wieder Glück: In der Kaffa-Region, im Südwesten Äthiopiens, fand man Gene in einer dort wachsenden Kaffeesorte, die eine Resistenz gegen die Krankheit erzeugen, und schleuste diese durch Kreuzung gerade noch rechtzeitig in die brasilianischen und mittelamerikanischen Kulturformen ein, um die Kaffeewirtschaft zu retten.

Auch dies zeigt: Ohne Artenvielfalt scheint es offensichtlich nicht zu funktionieren. Viele werfen hier ein, dass doch immer wieder neue Arten entstehen, die diejenigen, die wir ausrotten,

Derzeit ist der Mensch für das sechste Massensterben der Erdgeschichte verantwortlich. Um dieses zu korrigieren, werden ebenfalls Millionen von Jahren nötig sein.

ersetzen können. Das Ganze sei doch gar nicht so schlimm. Dazu lässt sich zum einen sagen, dass genau dieselbe Art vermutlich nie wieder entsteht und zum anderen: Ja, es entstehen wieder neue Arten – aber nicht in Zeitspannen, die für die heute lebenden Menschen in irgendeiner Weise interessant sein könnten. Auch Naturkatastrophen verursachten ähnliche Massensterben wie der Mensch heute. Der benötigte Erholungszeitraum betrug jeweils mehrere zehn Millionen Jahre! Je früher wir dem durch den Menschen verursachten Artensterben Einhalt gebieten, desto eher haben wir eine Chance, noch einige wertvolle Arten zu erhalten. Jeder noch so kleine Rest biologischer Vielfalt ist von unschätzbarem Wert – „Wir sollten ihn erforschen, würdigen und niemals kampflos preisgeben", so Prof. Dr. Wilson.

Artenvielfalt im Regenwald

Selbstverständlich sollte man nicht jedes Ökosystem als eine Fabrik für nützliche Produkte betrachten. Die unberührte Natur ist ein Wert für sich. Doch jedes Ökosystem einschließlich der in Naturschutzgebieten gelegenen Arten kann Pflanzen, Tiere oder auch Mikroorganismen beherbergen, mit denen man als unheilbar definierte Krankheiten besiegen und unermessliches Leid lindern oder sogar verhindern kann.

Hier ein Beispiel für die Artenvielfalt des Regenwaldes: Auf einem Hektar panamaischen Regenwald kommen nach wissenschaftlichen Schätzungen ca. 18.000, größtenteils noch unbekannte Käferarten vor. Dagegen hat man in den gesamten USA und Kanada insgesamt nur 24.000 verschiedene Käferarten identifiziert, auf der ganzen Welt nur 290.000. Die Biodiversität ist außerhalb der Weltmeere vorwiegend auf die tropischen Regenwälder konzentriert. Insekten sind mit mehreren zehn Millionen Arten so zahlreich vertreten, dass sie sogar die Artenfülle der Korallenriffe übertreffen. Prof. Dr. Wilson schätzt, dass über die Hälfte aller Arten auf die Regenwälder konzentriert ist.

Man geht davon aus, dass die Artenvielfalt umso größer ist, je mehr Sonnenenergie zur Verfügung steht, je stabiler das Klima sowohl im Ablauf der Jahreszeiten als auch über die Jahre hinweg ist und schließlich je größer das Gebiet ist.

Dies ist sicherlich der Grund dafür, dass an keinem Ort der Welt so viele unterschiedliche Pflanzenarten gedeihen wie im Amazonasgebiet. Ihre Anzahl dürfte schätzungsweise bei 170.000 verschiedenen Arten liegen.

Da durch das Blätterdach der hohen Regenwaldbäume nur etwa 1 % des Sonnenlichts bis zum Boden dringt, wachsen viele Pflanzen auf den Stämmen und Ästen dieser Bäume. Dadurch versuchen sie, dem lebenspendenden Licht näher zu kommen. Die Vielfalt auf diesen Bäumen ist riesig. So konnten Wissenschaftler auf einem einzigen Baum 72 Pflanzenarten entdecken. In Deutschland wachsen so viele unterschiedliche Arten zumeist nur auf einem ganzen Hektar.

Ein stabiles Klima, viel Sonne und ein ausreichend großes Gebiet sind ausschlaggebend für eine große Artenvielfalt.

Die Auswirkungen der Zerstörung

Erschreckend ist, wie der Mensch in rasender Geschwindigkeit Entwicklungen zerstört, die in Tausenden von Jahren oder sogar Jahrmillionen entstanden sind. Dieses Werk ist jedoch innerhalb von Tagen oder Wochen zerstört, wenn der Mensch eingreift. Ein eindrucksvolles Beispiel ist der Victoriasee. Dort entwickelten sich innerhalb einiger Millionen Jahre verschiedene Arten einer Fischgruppe. Dann setzten ugandische Beamte als „Sportfisch" den gefräßigen Nilbarsch ein. Fast augenblicklich verschwanden die in mehreren Jahrmillionen entstandenen Fischarten. Der bis zu zwei Meter lange und bis zu 180 kg schwere Räuber frisst sich sozusagen durch den dortigen Fischbestand hindurch.

Aber nicht nur dort wirkt Menschenhand vernichtend: Nashörner und andere sogenannte „lebende Fossilien" wurden und werden an den Rand des Aussterbens gebracht, obwohl sie seit Jahrmillionen auf der Erde leben.

Dabei genügt es nicht, ein kleines Gebiet mit vielleicht einem Hektar unter Schutz zu stellen, denn die Größe einer Fläche wirkt sich auf die Artenvielfalt aus. Prof. Dr. Wilson hat hierfür folgende Faustregel: „Bei einer Verzehnfachung der Fläche verdoppelt sich die Zahl der Arten. Kommen auf einer 1.000 Quadratkilometer großen waldbedeckten Insel 50 Schmetterlingsarten vor, dann kann man davon ausgehen, dass eine nahegelegene waldbedeckte Insel mit einer Fläche von 10.000 Quadratkilometern etwa die doppelte Zahl, also 100 Schmetterlingsarten aufweist." Die Ursache ist zum einen, dass auch seltene Arten auftreten können, die genügend Individuen aufweisen, um sich fortpflanzen zu können. Außerdem ist davon auszugehen, dass bei einer größeren Fläche auch mehr unterschiedliche Lebensräume zu finden sind, welche die Entstehung neuer Arten fördern. Vor allem können dann die Lebewesen die Distanz zum nächsten Exemplar der eigenen Art überwinden, sodass Fortpflanzung auch zwischen nicht benachbarten Arten möglich wird. Die problematischen Auswirkungen von Inzucht sind uns ja von unserer eigenen Spezies bekannt.

Zum anderen ist auch die Anzahl der Individuen der jeweiligen Art wichtig. Je größer eine Population ist, desto länger ist auch ihre Existenzdauer. Eine Verzehnfachung der Anzahl der Individuen verlängert die Existenzdauer der jeweiligen Population um den Faktor 1000. Umgekehrt bedeutet dies jedoch, dass unter einer gewissen Anzahl an Individuen einer Art diese aussterben wird. Hier erreicht man schon positive Effekte, wenn man ihren Lebensraum und damit ihre durchschnittliche Populationsgröße relativ geringfügig vergrößert.

> Je größer die Fläche eines Waldes, eines Meeres etc., desto größer ist die Anzahl der dort vorkommenden Arten.

Vernichtung bedeutet nur kurzfristigen Gewinn

Leider ist es kurzfristig betrachtet sehr gewinnträchtig, Regenwald zu vernichten. Die Möglichkeit, sämtliche Bäume eines Waldstücks roden und zum nächsten weiterziehen zu können, weil der Grund und Boden dort so billig ist, muss gestoppt werden. Die Alternative wäre eine nachhaltige Bewirtschaftung in Reservaten, in denen sogenannte Sekundärprodukte wie essbare Früchte, Öle, Latex, Fasern und eben auch Heilmittel geerntet werden können. Dies würde langfristig gesehen sogar mehr Gewinn abwerfen als die bislang übliche Einmalrodung. Folgendes Beispiel ist dafür ein guter Beleg:

Man fand auf einem einen Hektar großen Waldstück nahe der Stadt Mishana im peruanischen Amazonasgebiet 275 Baumarten. Davon lieferten 72 (26 %) Früchte, Gemüse, Kakaobohnen und Kautschuk, die auf peruanischen Märkten verkauft werden konnten. Der jährliche Nettoerlös dafür wurde auf 422,- US $ veranschlagt. Würde der Wald jedoch – wie üblich – auf einmal abgeholzt, brächte das Holz bei Lieferung an eine Sägemühle einen Nettoerlös von 1.000,– US $. Die nachhaltige Ernte von Früchten und Kautschuk ist somit bereits nach kurzer Zeit ergiebiger als ein einmaliger Kahlschlag, der eben nur einmal Gewinn abwirft und dann nie wieder.

Was also ist der Wert der Vielfalt? Leider weiß man weder den wirtschaftlichen Wert, noch den ideologischen Wert einzuschätzen. Prof. Dr. Wilson: „Bislang ist bei keiner einzigen Wildart gründlich untersucht worden, welchen wirtschaftlichen Ertrag, welche wissenschaftlichen Erkenntnisse und welches ästhetische Wohlgefallen sie für uns bereithält. In der Wildnis existiert kein Lebewesen für sich allein. Jede Art ist in ein Ökosystem eingebunden und zudem ein Spezialist; sie wird erbarmungslos geprüft, je weiter sie ihren Einfluss auf das Nahrungsnetz ausdehnt. Ihre Beseitigung führt zu Veränderungen bei anderen Arten: Die Po-

Mit der Vernichtung von Urwäldern sollte gar kein Gewinn zu erwirtschaften sein!

pulationen mancher Arten nehmen zu, die anderer gehen zurück oder sterben ganz aus mit der Folge, dass die gesamte Lebensgemeinschaft in eine Abwärtsspirale zu geraten droht."

Verstärkung der Klimakatastrophe durch die Rodung der Regenwälder

20 % der weltweiten Kohlendioxidemissionen stammen aus der Vernichtung der Tropenwälder. Der Weltklimarat, der aus Wissenschaftlern aller Kontinente zusammengesetzt ist, gibt uns noch 13 Jahre Zeit, um die Klimakatastrophe zu verhindern. „Schaffen wir das nicht, stirbt unsere Lebensgrundlage", so der UN-Generalsekretär Ban Ki-Moon (s. Anhang: Quellenverzeichnis). Die Folgen werden sein, dass Trockenheit die Wälder der Tropen zerstören wird, das Eis der Pole und die Gletscher weiter schmelzen und ganze Ökosysteme untergehen werden. Überschwemmungen werden Teile Europas unter Wasser setzen und Infektionskrankheiten werden sich explosionsartig verbreiten. Artensterben, Stürme, Missernten und Dürre werden unsere Zivilisation gefährden. Das bedeutet nicht nur, dass viele Krankheiten unheilbar bleiben werden. Gelingt uns der Schutz der wertvollen Wälder nicht, werden noch ganz andere Probleme auf uns zukommen.

Und nicht nur das: Allein der Waldverlust zwischen 1850 und 1980 in den Tropen bewirkte eine Anreicherung der Erdatmosphäre mit 90–120 Milliarden Tonnen Kohlendioxid. Wenn man dabei berücksichtigt, dass 165 Milliarden Tonnen Kohlendioxid durch die Verbrennung von Kohle, Erdöl und Erdgas freigesetzt wurden, gewinnt diese Zahl erst richtig an Bedeutung. Beide Faktoren zusammen haben den Kohlendioxidgehalt der Atmosphäre um 25 % erhöht und damit erst die Voraussetzungen für die globale Erwärmung und den Anstieg des Meeresspiegels geschaffen. Auch das zweitwichtigste Treibhausgas Methan hat

Die globale Erwärmung und der Anstieg der Meeresspiegel sind eng verknüpft mit dem Rückgang der tropischen Regenwälder und der durch Verbrennung entstandenen Menge an Kohlendioxid.

sich etwa im gleichen Zeitraum verdoppelt. 10–15 % gehen vermutlich auf die Entwaldung in den Tropen zurück. „Würde man in den Tropen eine Fläche von vier Millionen Quadratkilometern – das entspricht der Hälfte des brasilianischen Staatsgebietes – wieder aufforsten, dann ließe sich die gesamte gegenwärtige, durch menschliche Aktivitäten verursachte Zunahme des atmosphärischen Kohlendioxids stoppen. Außerdem würde sich die Erhöhung der atmosphärischen Konzentration von Methan und anderen Treibhausgasen verlangsamen", so Prof. Dr. Wilson.

Der Regenwald ist in Gefahr – die Ursachen des Artensterbens

Wir betrachten viele Bauwerke und wenige Landschaften als „Weltkulturerbe" und schützen sie. Leider gilt das bislang nicht für den enormen Reichtum, den uns die Vielfalt des Regenwaldes beschert. Niemand sieht diese Waldform als „Weltartenerbe" an, obwohl es dort einen solchen biologischen Reichtum gibt, dessen Beseitigung wir zunehmend bereuen werden. Es ist bei Weitem nicht ausreichend, dass manche Regenwaldgebiete von der UNESCO zum Weltnaturerbe erklärt werden und deren Vernichtung keinerlei Folgen für die Zerstörer hat. Wann wird man je verstehen, dass Artenreichtum eine mögliche Quelle für unschätzbaren materiellen Reichtum in Form von Nahrung, Arzneimitteln und sonstigen Annehmlichkeiten darstellt? Auch Tiere und Pflanzen gehören zum nationalen Erbe eines Landes. Sie sind das Ergebnis einer seit Millionen Jahren andauernden Evolution, die genau an diesem Ort stattfand und daher genauso wie die Besonderheiten der Sprache und der Kultur die Wertschätzung einer Nation verdient.

Der Verlust in den Regenwäldern

Leider ist die Zerstörung des Regenwaldes bereits sehr weit fortgeschritten. 1979 waren nur noch wenig mehr als die Hälfte des ursprünglichen Gebietes, nämlich 56 % vorhanden. Mithilfe von Satellitenfotos und Luftaufnahmen tieffliegender Flugzeuge sowie Vermessungen am Boden stellte man fest, dass pro Jahr etwa 75.000 Quadratkilometer zusätzlich vernichtet werden, täglich eine Fläche in der Größe von 5.760 Fußballfeldern. 1989 bedeckten die verbliebenen Regenwälder noch ein Gebiet, das etwa der Fläche der 48 aneinandergrenzenden Bundesstaaten der USA entsprach, und sie schrumpften jährlich um ein Gebiet von der Größe Floridas. Vielleicht wird genau in diesem Moment gerade eine Pflanze ausgerottet, die eine heilende Substanz gegen Alzheimer oder Krebs enthält.

Pro Minute werden 60 ha Regenwald vernichtet, jede Sekunde stirbt ein Hektar dieses Ökosystems.

Das Problem liegt in der Vernichtung des Lebensraumes. Man geht davon aus, dass sich die Fläche der Regenwälder jährlich um 1,8 % verringert. Entsprechend sinkt auch die Anzahl der Arten um etwa 0,54 % pro Jahr.

Jährlich sterben etwa 27.000 Arten aus, somit 74 Arten pro Tag und drei Arten pro Stunde. Bevor es Menschen gab und als die Natur noch keinen Eingriffen des Menschen ausgesetzt war, überdauerte eine Art etwa eine Million Jahre. Etwa eine Art pro Jahr starb natürlicherweise aus (in derselben Zeit entstanden selbstverständlich neue Arten) – diese Aussterberate hat der Mensch um den Faktor 1000 bis 10.000 erhöht. Nicht nur die verpassten Chancen, Medikamente aus diesen Arten zu entwickeln, sondern auch Schäden an der Natur sind ein schwerwiegender Fehler.

Die Gründe für die Vernichtung des Lebensraums liegen in kurzfristigen (im Vergleich zum Zeitraum, den neue Arten für ihre Entwicklung benötigen) wirtschaftlichen Interessen: Sei es, weil man Ölquellen oder andere gewinnträchtige Ressourcen erschließen will oder weil die Produktion von Biodiesel hinzukommt. Diese verlangt vor allem in Malaysia und Indonesien sowie Ecuador, Kolumbien und Kamerun riesige Palmölplantagen, die für große Regenwaldflächen das Aus bedeuten.

Die Hauptursachen der Regenwaldzerstörung sind jedoch immer noch der von Kleinbauern betriebene Wanderfeldbau, vor allem die Brandrodung (s. Abildung Seite II). Dazu kommen der kommerziell betriebene Holzeinschlag zur Gewinnung von Nutzholz und Papier sowie die Rinderzucht. Auf den Kahlschlagflächen werden z. B. Eukalyptusplantagen gepflanzt, um Zellulose als Rohstoff für Papier zu gewinnen. Diese Plantagen sind reine Monokulturen, der Artenreichtum des Regenwaldes ist zerstört. Auch für die Landwirtschaft vernichtet man großflächig Tropenwald. Obwohl das nur kurzzeitig möglich ist, muss der Wald Soja-, Kaffee-, Zuckerrohr-, Kakao-, Palmöl-, Kautschuk- und Orangenplantagen oder Weideland für die Viehwirtschaft weichen. Neben der Gier einiger Großgrundbesitzer sind die Armut und die geringe Bildung der Siedler das Problem. Sie wissen oft nicht, wie sie überleben sollen, ohne Wald zu roden, und kennen nicht den hohen Wert der Tropenwälder. Der Bau von Siedlungen, Straßen und Stauseen, der Abbau von Bodenschätzen wie Gold oder Bauxit (der Ausgangsstoff für die Aluminiummetallherstellung) und die Gewinnung von Brennholz tragen das Übrige dazu bei.

Die Brandrodung nahm sogar solche Ausmaße an, dass sich die durch die Brände in Amazonien entstandenen dichten Rauchwolken über Millionen von Quadratkilometern ausdehnten. Dem folgten Gesundheitsprobleme der Bevölkerung, Schließungen von Flughäfen, Behinderungen im Flugverkehr und zahlreiche Unfälle auf Flüssen und Straßen. Die Waldbrände in Brasilien setzten über 500 Millionen Tonnen Kohlenstoff in Form von Kohlendioxid frei. Hinzu kamen 44 Millionen Tonnen Kohlenmonoxid, über sechs Millionen Tonnen Staubteilchen und eine

> Eine ausgestorbene Art ist unwiderruflich verloren, dieselbe Art wird nie wieder entstehen. Damit ist auch das in ihr schlummernde mögliche Wirkungsspektrum für eine Krankheit unwiederbringlich verloren!

Million Tonnen Stickoxide neben weiteren Schadstoffen. 1989 war schließlich nur noch die Hälfte des ursprünglichen Areals vorhanden.

Doch wenn der Regenwald immer kleiner wird, gefährden wir uns schlussendlich selbst: Es gibt mathematische Modelle des Kreislaufs von Niederschlag und Verdunstung, die darauf hindeuten, dass es eine kritische Schwelle der Waldbedeckung gibt. Wenn man diese unterschreitet, gehen die Wälder zugrunde und ein großer Teil des ausgedehnten Flussnetzes verwandelt sich irreparabel in gestrüppreiches Grasland. Für Brasilien würde dies bedeuten, dass Teile der fruchtbaren Anbauregionen im Herzen Brasiliens austrocknen würden.

Leider geht die Regenwaldvernichtung wider besseres Wissen ständig weiter. Im Januar 2008 berichtete die Regenwaldstiftung Oro verde, dass in Brasilien in nur einem Monat eine Fläche in der Größenordnung von Hamburg im Amazonasregenwald vernichtet wurde, obwohl es eine zweijährige „Verschnaufpause" gegeben hatte. Wie die Regierung Brasiliens bekanntgab, wuchs die monatliche Zerstörungsrate von 234 Quadratkilometern im August 2007 auf 948 Quadratkilometer im Dezember 2007.

Greenpeace sieht den Grund der Zerstörung des Regenwaldes auch im Sojaanbau: Wie hinreichend bekannt ist, werden Fleisch und Milch sowie deren Produkte massenhaft und möglichst billig produziert. Dafür benötigt man „Kraftfutter", da die Tiere sonst nicht die nötige Energie für die Produktion unserer Milchseen, Butterberge etc. hätten. Das Futter muss eiweißhaltig sein und das derzeit billigste eiweißreiche Futter ist Soja. 36 Millionen Tonnen davon kommen Jahr für Jahr nach Europa, etwa 90 % davon sind Tierfutter! Da unser Fleischhunger weltweit immer größer wird, muss die Anbaufläche für Soja ständig ausgeweitet werden, und zwar in Südamerika. Das hat mehrere Folgen: Anstelle von Weideland findet man nun Soja, dadurch

Das bekannte Zitat „Zuerst stirbt der Wald, dann der Mensch" sollte zum Nachdenken anregen!

werden andere Nahrungspflanzen, die auch für die Ernährung der dortigen Bevölkerung wichtig wären, verdrängt. Aber besonders schlimm ist, dass für den Sojaanbau Regenwald abgeholzt wird (vgl. folgendes Kapitel). Dazu kommt, dass dieses Futtersoja vorwiegend aus gentechnisch veränderten Sorten stammt. Der Eiweißlieferant wurde unempfindlich gegen das „Unkrautvernichtungsmittel Roundup der Gen-Firma Monsanto gemacht", so Greenpeace (s. Anhang: Quellenverzeichnis). Die Umweltorganisation empfiehlt als Lösung, entweder auf Fleisch zu verzichten oder auf Bioprodukte auszuweichen, die nicht auf diese Art und Weise entstehen[3].

Der Regenwald – ein empfindliches Ökosystem

Durch Brandrodung wird der Regenwald zur Nutzflächengewinnung zerstört. Es werden Äcker angelegt und geerntet. Die ursprüngliche Vegetation und die dazugehörigen Tiere sind dann ausgestorben.

Der Regenwald gehört zu den empfindlichsten und störungsanfälligsten Lebensräumen überhaupt. In den bei uns beheimateten Ökosystemen fallen bekanntermaßen im Herbst die Blätter von den Bäumen. Durch den Winter können nicht alle abgebaut werden, sie bleiben liegen. Auf diese Weise bildet sich eine wertvolle, mehr oder weniger dicke Humusschicht. Im Regenwald fehlen diese Jahreszeiten – hier bleibt nichts liegen und reichert sich an. Geht im Regenwald ein Blatt ab, so gelangt es in der Regel gar nicht bis auf den Boden – es wird bereits vorher abgefangen und abgebaut. Das bedeutet, dass die bei uns übliche, dicke Humusschicht fehlt.

Bis aus gerodeten Flächen wieder Regenwald nachwächst, kann es Jahrtausende dauern, wenn es überhaupt funktioniert.

---

[3] Buchtipps: *„Schadstofffalle Supermarkt? Schadstoffarme und -freie Alternativen"* und *„Bio-Lebensmittel – warum sie wirklich gesünder sind "*, ebenfalls von der Autorin.

Die herunterfallenden Blätter und Zweige sowie Tierkadaver werden also sehr schnell wieder dem Nährstoffkreislauf des Regenwaldes zugeführt. Die Wurzeln der oft riesigen Urwaldbäume und anderer Pflanzen sind dicht unter der Oberfläche angesiedelt. Sie sammeln die dort anfallenden Nährstoffe gleich wieder auf. Das wiederum bedeutet: Wird der Regenwald gefällt, so bleibt diese dünne Bodenschicht ungeschützt und wird nach kurzer Zeit weggeweht oder durch Niederschläge weggewaschen. Dies erklärt auch, warum ständig neue Regenwaldgebiete abgeholzt werden – mit den vorangegangenen kann man nach kurzer Zeit nichts mehr anfangen.

Denken Sie an ein ganz anderes Beispiel aus Europa: An der Küste Griechenlands wurden die Berghänge abgeholzt, um Schiffe aus dem Holz zu bauen. Der Wald ist nie wieder nachgewachsen, da die Lebensgrundlage der Bäume aufgrund der Bodenerosion verschwand.

Zudem bestehen die Böden der Regenwälder aus tropischen Rot- und Gelberden, die meist säurereich und nährstoffarm sind. Sie enthalten hohe Eisen- und Aluminiumkonzentrationen, die mit dem Pflanzennährstoff Phosphor unlösliche Verbindungen eingehen. Dadurch wird der Phosphorvorrat der Pflanzen geschmälert. Die ebenfalls nötigen Pflanzennährstoffe Kalzium und Kalium werden aus dem Boden ausgeschwemmt, sobald sich ihre Verbindungen im Regenwasser auflösen. Nur ein winziger Teil der Nährstoffe sickert mehr als fünf Zentimeter in den Boden hinein.

Im Laufe der 150 Millionen Jahre dauernden Entstehung und Weiterentwicklung des Regenwaldes haben sich dessen hoch aufragende Riesen entwickelt. Immer war dabei der meiste Kohlenstoff und ein beträchtlicher Teil der Nährstoffe des Ökosystems in den Geweben und im abgestorbenen Holz der Pflanzen gespeichert. Überall findet man Zeichen rascher Zersetzung durch Termiten und Pilze.

Wird der Wald gerodet und verbrannt, so ist die Asche zunächst ein wertvoller Nährstofflieferant. Daher gedeihen neue krautartige Pflanzen wie unsere Ackerfrüchte für zwei bis drei Jahre prächtig. Anschließend nimmt der Nährstoffgehalt des Bodens so stark ab, dass keine gesunden Kultur- und Futterpflanzen mehr gedeihen können. Dann hilft nur noch Kunstdünger oder – wie üblich – man verbrennt das nächste Stück Regenwald, bis schließlich keiner mehr da ist.

Erschwerend kommt noch hinzu, dass die Samen der Regenwaldbäume im Gegensatz zu denjenigen gemäßigter Wälder und Graslandflächen sehr empfindlich sind. Zumeist keimen sie im Unterschied zu diesen binnen weniger Tage oder Wochen und legen keine Ruheperiode ein. Diese Zeitspanne bis zum Keimen ist zu kurz, um sie von Tieren, Wasserströmungen etc. aus dem gerodeten Land auf geeignete Böden mit günstigeren Wachstumsbedingungen zu transportieren. Die meisten keimen und sterben in den nahezu keimfreien Böden der Rodungsstellen im heißen Klima rasch ab. Ob sich ein derart zerstörter Lebensraum überhaupt regenerieren kann, ist fraglich. Mit menschlicher Hilfe und hohem finanziellen Einsatz könnte man es vielleicht versuchen, z. B. mit Kampagnen zur Wiederaufforstung dieser Flächen.

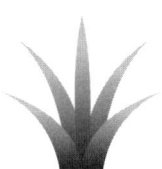

Die Weltnaturschutzunion IUCN stellte fest, dass heute etwa 15.000 (über 20 %) der weltweit genutzten Heil- und Aromapflanzenarten in ihrem Bestand bedroht sind. Die Hauptursachen sieht die IUCN zum einen in der nicht nachhaltigen Sammlung, also der Übernutzung ihrer Bestände. Zum anderen – wie oben dargestellt – werden die Pflanzengesellschaften durch Lebensraumverlust und -degradierung bedroht.

Der Reichtum der Regenwälder

Das Besondere am Regenwald ist seine unvergleichliche Artenvielfalt. Man kennt 250.000 verschiedene sogenannte Gefäßpflanzen, zu denen Tulpen und Rosen genauso gehören wie Bärlapp und Schachtelhalme. 99 % aller Pflanzen auf den Kontinenten sind diesen Gewächsen zuzuordnen. 170.000, also 68 % davon, kommen vorwiegend im Regenwald vor.

Dazu sollte man wissen, dass pro Jahr weltweit Medikamente für ca. 320 Milliarden Dollar verkauft werden. Über 30 % davon stammen aus pflanzlichen Wirkstoffen. Man vermutet, dass ca. 4,5 Milliarden Menschen (entsprechend etwa 80 % der Weltbevölkerung) Medikamente nutzen, die entweder rein pflanzlich sind oder pflanzliche Wirkstoffe als Hauptquelle heranziehen.

> Schätzungen zufolge hat etwa die Hälfte der bestehenden zugelassenen Medikamente einen pflanzlichen Ursprung.

Aber nicht nur die Pflanzen sind interessant: Möglicherweise enthalten sie oder sogar manche Tiere des Regenwalds Wirkstoffe gegen die schweren Krankheiten wie Aids, Krebs, MS oder Herzerkrankungen unserer Zeit. Auch Tiere nutzen im Übrigen die Heilwirkung so mancher Pflanze.

Jede Gemeinschaft von Organismen enthält ein Potenzial wirtschaftlich nutzbarer Arten, die auf nachhaltiger Grundlage geerntet werden können. Auch Pilze und Mikroorganismen lassen sich als Heilstofflieferanten züchten. Generell liefert die Erforschung von Organismen aller Arten neue wissenschaftliche Erkenntnisse, die weitere praktische Nutzungsmöglichkeiten erschließen.

Naturschützern werden die Haare zu Berge stehen, wenn sie lesen, dass jede Organismengruppe ein Potenzial enthält, das sich wirtschaftlich nutzen lässt. Jedoch zeigt die Erfahrung, dass Menschen Regenwälder (wie auch andere Ökosysteme) nur dann schützen, wenn man ihnen einen monetären Zukunftswert zuschreibt. Demnach könnten ganze Lebensgemeinschaften, denen aus Unwissenheit kein derartiger Wert zugeschrieben wurde, jetzt vor der Vernichtung bewahrt werden. Die Zerstörung von natürlichen Lebensräumen und der darin enthaltenen Arten ist jedem Artenschützer ein Gräuel. Dennoch halten dies die meisten Menschen aus Unwissenheit für akzeptabel. Es gibt ein Prinzip des menschlichen Verhaltens, das auch hierfür von Bedeutung ist: Je besser wir ein Ökosystem kennen, umso eher werden wir es erhalten. Baba Dioum, ein Artenschützer aus dem Senegal, hat dies sehr schön zusammengefasst: „Letztlich erhalten wir nur das, was wir lieben, und wir lieben nur, was wir verstehen, und wir verstehen nur, was man uns beigebracht hat."

Leider wird man also den Schutz der Regenwälder nicht aufgrund der wunderbaren erhaltenswerten Tier- und Pflanzenarten erreichen, sondern mithilfe der Suche nach neuen Arzneimitteln und anderen nützlichen Produkten bei den dort vorkommenden, wild wachsenden und lebenden Arten. Jede davon hat sich im Laufe ihrer Stammesgeschichte zu einer einzigartigen Chemiefabrik entwickelt. Sie erzeugt Substanzen, mit denen sie sich in einer feindlichen Umwelt behauptet. „Eine neu entdeckte Fadenwurmart erzeugt vielleicht ein außerordentlich wirksames Antibiotikum, und ein unbenannter Nachtfalter produziert womöglich eine Substanz, die Viren auf eine Weise an der Vermehrung hemmt, die Molekularbiologen niemals geahnt hätten. Aus einem symbiotischen Pilz, der auf den Wurzelfasern eines vom Aussterben bedrohten Baumes wächst, ließe sich unter Umständen eine neue Klasse von Wachstumsförderern für Pflanzen gewinnen. Schließlich könnte man vielleicht in einem unbekannten Kraut ein todsicheres Abwehrmittel gegen Kriebelmücken isolieren. Jahrmillionen auf dem Prüfstand der natürlichen Auslese haben aus den Organismen Chemiker von geradezu übermenschlicher Erfindungsgabe gemacht, wahre Meister in der Bekämpfung der meisten biologischen Probleme, die die menschliche Gesundheit untergraben", so Prof. Dr. Wilson (s. Anhang: Quellenverzeichnis). Er hält es sogar

> „Über diese Schatzkammer der Natur lässt sich nichts Genaues sagen, außer dass sie riesig ist und einer ungewissen Zukunft entgegengeht."
> *Prof. Dr. Wilson*

für möglich, dass man eine Grasart entdeckt, welche die Salzwüsten der Erde mit einem grünen Teppich überziehen könnte.

Und er meint außerdem: „Wenn wir die schwindenden Naturgebiete nach genetischem Material absuchen und nicht um ein paar Kubikmeter mehr Holz und um ein paar Hektar mehr Ackerland willen zerstören, dann werden sie langfristig sehr viel höhere wirtschaftliche Erträge abwerfen. Gerettete Arten können dazu beitragen, Holz- und Landwirtschaft, Medizin und weitere Branchen in anderen Regionen neu zu beleben. Die unberührte Natur gleicht einem magischen Brunnen: Das Reservoir an Wissen und die Nutzungsmöglichkeiten, die sie für uns bereithält, werden umso größer, je mehr wir daraus schöpfen." Dabei sieht Prof. Dr. Wilson die eigentlichen Stars in schlichten und unbeachteten Arten. So enthalten Wurzeln und Blätter von Barbasco (s. Seite 69) das leicht abbaubare Insektizid Rotenon, das mancherorts auch in der Landwirtschaft eingesetzt wird.

Der enorme Artenreichtum der Regenwälder bedeutet zugleich aber eine schwierige Situation für die Sammler, denn Bäume der gleichen Art stehen oft weit voneinander entfernt. Gerne wird unterschätzt, was für ein enormes Wissen über Standort, Blüte- und Fruchtzeit, die Nutzungsart und den Nutzungszeitpunkt jeder einzelnen Pflanze erforderlich ist, um sie überhaupt richtig erkennen zu können. Biologen kennen dies aus ihren Bestimmungskursen. Erst dort lernt man, wie schwierig es ist, ähnliche Pflanzenarten zu unterscheiden. Das traditionelle Wissen der Indigenen wird oft noch von Konzernen und Regierungen schamlos ausgenutzt, die das Wissen über die Nutzung bzw. Anwendung und die genetischen Ressourcen erkennen, es sich beibringen lassen und in die Industrieländer exportieren. Dort werden dann die Stoffe patentiert und im Regelfall hatten die Lokalbevölkerung und das Ursprungsland nichts von den Millionen- und Milliardengewinnen der internationalen Multis.

Teil II – Apotheke Regenwald

Die tropischen Regenwälder beherbergen eine Fülle nutzbarer Nahrungsmittel und medizinisch relevanter Heilstoffe. Zuerst werden einige Nutzpflanzen aus dem Regenwald vorgestellt, die gleichzeitig auch medizinische Wirkung haben. Danach folgen die Heilpflanzen, die in den Regenwäldern unserer Erde – noch – zu finden sind.

Nutzpflanzen

Nur ein äußerst geringer Teil aller auf der Erde vorkommenden Pflanzenarten hat jemals in größerem Maßstab als Nahrungsquelle für den Menschen gedient. Dabei wären etwa 7.000 verschiedene Pflanzenarten erwiesenermaßen essbar, aber nur etwa 150 davon haben eine so große Bedeutung erlangt, dass sie Eingang in den Welthandel gefunden haben. Vermutlich besitzen rund 30.000 Pflanzenarten essbare Teile: Wurzelknollen, Blüten, Knospen, Früchte, Blätter, Säfte. Können wir es uns vor dem Hintergrund des Hungers auf der Welt wirklich leisten, den Regenwald als mögliche Nahrungsquelle zu vernichten?

Will man sich also nach neuen Pflanzen für die Ernährung der Menschheit umsehen, um die starke Abhängigkeit von relativ wenigen Arten zu verringern, dann tut man das am sinnvollsten in den Regenwäldern. Dort bilden Maniok, Süßkartoffel, Yams, Taro, Okumo, Brotfrucht, Sagopalme, Koch- und andere Speisebananen in zahlreichen Variationen die Ernährungsgrundlage für viele Menschen.

> Es ist naiv zu glauben, dass auch zukünftige Generationen von den heute etwa 20 für die Welternährung verwendeten Pflanzenarten, die zudem zunehmend gentechnisch verändert werden und nur noch einer begrenzten Anzahl an Menschen zur Verfügung stehen, ausreichend ernährt werden können.

Es ist erstaunlich, wie viele unserer Nutzpflanzen ursprünglich aus dem Regenwald stammen: Neun von zehn Früchten, die bei uns gegessen werden, kommen aus diesen Gebieten. Von den 2.500 bisher identifizierten Regenwaldfrüchten kennt man aber bislang nur etwa 50. Diese hätten jedoch ein großes wirtschaftliches Exportpotenzial. Eingeschränkt wird dieses durch die begrenzte Lager- und Transportfähigkeit der meisten Früchte. Dem kann man jedoch durch Verarbeitung vor Ort zu Konzentraten und Säften begegnen, was eine zusätzliche Wertschöpfung für die Herkunftsländer bedeuten würde.

Etwa 15 Arten (z. B. Ananas, Banane, Mango, Grapefruit und Limetten) werden weltweit vermarktet. Wichtig sind diese Regenwaldfrüchte vor allem für die Eigenversorgung bzw. für die Abdeckung des regionalen Marktes. Ein Beispiel dafür sind die Iquitos im peruanischen Amazonasbecken. Sie ernten und nutzen über 120 Fruchtarten aus dem Regenwald.

Zu den von den Einheimischen verwendeten Nutzpflanzen des Regenwaldes gehören z. B. Chilischote, Vanille, Erdnuss, diverse Ingwergewächse (darunter auch Galgant und der bei uns bekannte Ingwer), Gewürznelke und Annatto (s. Seite 66). Auch einige exotische Früchte stammen aus dem Regenwald: Jackfrucht, Mangostane, Lawalu, Durian, Granatapfel und Açaí (s. Seite 59). Außerdem sind folgende Nutzpflanzen im Regenwald beheimatet: Aubergine, Avocado, Kolabaum, Mango, Paprika und Zuckerrohr.

Oft ist es schwierig, eine klare Grenze zwischen einem Genussmittel, einem Aphrodisiakum[4] und einem Medikament zu ziehen, denn ganz normale Genussmittel können ebenfalls eine medizinische Wirkung ausüben; sie können stimulieren, berau-

---

[4] Als Aphrodisiakum wird eine Substanz bezeichnet, die sexuell anregend wirkt.

schen oder anregen. Entsprechend unterscheiden die Bewohner des Regenwaldes kaum zwischen Nahrungsmitteln und Pflanzenmedizin. Auch hier macht die Dosis das Gift.

Ananas (Ananas comosus)

Die Ananas ist eine bekannte und auch bei uns beliebte Frucht, die ursprünglich aus Südamerika stammt; heute wird sie weltweit in den Tropen angebaut. Sie enthält das sogenannte Bromelain, ein eiweißspaltendes Enzym (s. Anhang: Lexikon). Man verwendet es als „Weichmacher" für zähes Fleisch. Dadurch wird es weich und zart (stärker wirkt noch die Papaya, siehe Seite 41).

Abbildung Seite III

Der frisch gepresste Saft diente traditionell als Mittel gegen Verdauungsstörungen. Auch zum Schleimlösen bei Erkältungen verwendeten es die Ureinwohner ursprünglich. Indigene aus Brasilien kochen die Blätter und nutzen die unreifen Früchte zur Bekämpfung von Darmwürmern und als Abtreibungsmittel.

Medizinische Wirkungen

In der modernen Medizin ist es Bestandteil verdauungsfördernder Präparate und in fast allen Nahrungsergänzungsmitteln auf Basis von Enzymen zu finden. Außerdem hat die beliebte Frucht eine ödemhemmende Wirkung und zeigt therapeutische Wirksamkeit bei Entzündungen und Schwellungen. Entsprechend wird Bromelain als Entzündungshemmer in Medikamenten eingesetzt.

Ingwer (Zingiber officinale)

Ingwer gehört zur Familie der Ingwergewächse (Zingiberaceae). Die Pflanze bildet eine Staude, deren Aussehen Schilf ähnelt. Die Länge der Blätter beträgt bis zu eineinhalb Meter. An einem Spross sitzen dicht gedrängt die gelben, orchideenartigen Blüten. Früchte findet man nur selten. Es handelt sich dabei um dünnwandige Kapseln mit kleinen schwarzen Samen. Die Wurzeln sind knollig verdickt und bilden eine Art Wurzelstock, die bekannte Ingwerwurzel. Es handelt sich bei dem knolligen Gewächs jedoch nicht um eine Wurzel, sondern um ein Rhizom – sozusagen dem Mittelstück zwischen Stängel und Wurzel. Der Vorteil: Aus einem Rhizom kann Jahr für Jahr eine neue Pflanze wachsen, was bei einer Wurzel nicht funktioniert. Nur dieser Teil der Pflanze wird genutzt. Dabei ist der Erntezeitpunkt für dessen Geschmack wichtig: Je später geerntet wird, desto größer ist das Rhizom. Je größer es ist, desto schärfer wird die Knolle.

Generell schmecken Ingwerwurzeln brennend scharf. Dies geht auf ihre Inhaltsstoffe, die sogenannten Gingerole, zurück. Außerdem enthalten sie ätherische Öle und Stärke.

In den Regenwäldern Perus wird beispielsweise gelber Bio-Ingwer gezogen. Er hat im Vergleich zum weißen eine höhere Qualität und einen besseren Geschmack. Es gibt derzeit rund zwölf Handelssorten von Ingwer.

Die „Agronegocios La Grama S.A.C." – eine peruanische Gesellschaft – arbeitet mit regionalen Gruppen im Regenwald des Amazonas zusammen. Im Rahmen dieses Projekts wird Bio-Ingwer nach den Richtlinien der EU-Bioverordnung (EU 2092/91) produziert. Die Zentrale dieser Gesellschaft liegt im peruanischen Lima. Weitere Informationen darüber sind im Internet auf www.lagramaperu.com zu finden. 20 Minuten davon entfernt findet man den Flug- und Seehafen, der den Ingwer schnell und pünktlich dahin bringt, wo man das frische, wertvolle Produkt schätzt.

Die Öle und Harze des Ingwers werden verwendet. Seine Wirkstoffe regen den Magen an, fördern die Verdauung und werden gegen Übelkeit eingesetzt. In einigen asiatischen Ländern stellt man aus Ingwer auch ein Einreibemittel gegen Rheuma her sowie ein Medikament gegen Magen-, Hals-, Kopf- und Zahnschmerzen.

Medizinische Wirkungen

Ein Teeaufguss mit frisch gehacktem Ingwer hat sich sehr bewährt. In der Tradition der TCM (Traditionelle Chinesische Medizin) wird Ingwer auch als „heiße Arzneipflanze" bezeichnet. Ätherisches Ingweröl wird in der Aromatherapie bei kalten Händen und Füßen, bei Impotenz und Muskelschmerzen eingesetzt.

Papaya (Carica papaya)

Die Papaya wächst an einer tropischen Staude, die Wuchshöhen von fünf bis zehn Metern erreicht. Sie zählt zur Familie der Melonenbaumgewächse (Caricaceae). Ursprünglich stammt die Papaya aus dem Tiefland und den Küstenregionen des tropischen Amerikas. Ihren Namen erhielt sie von den Arawak-Indianern.

Abbildung Seite III

Die Kerne der Papaya enthalten große Mengen an Papain, das als eiweißspaltendes Enzym (s. Anhang: Lexikon) als Zartmacher für Fleisch dient. Man kann es auch in Pulverform kaufen. Eine ähnliche Wirkung erreicht man, wenn man rohes Fleisch in die Blätter des Papayabaums einwickelt oder in frischen Papayasaft einlegt (dies gilt auch für frischen Ananassaft, siehe Seite 39).

Die Frucht soll als starker Radikalfänger[5] wirken. Man sagt ihr eine unterstützende Wirkung zur Förderung der Fettverbrennung nach. Außerdem soll sie die Hormonproduktion (inklusive Sexualhormone) bei Mann und Frau anregen. Früher wurden die Kerne in der Volksmedizin als Entwurmungsmittel verwendet.

Medizinische Wirkungen

---

[5] *Antioxidans, s. Anhang: Lexikon*

Den Kernen sagt man zudem nach, dass sie gut gegen Magen-Darm-Beschwerden wie Durchfall helfen sollen. Dafür muss man die Kerne vor dem Schlucken leicht zerkauen.

Papain wird als Wirkstoff in Medikamenten verwendet, da es überschüssiges Eiweiß und Schleim auflöst.

Heilpflanzen

Die Medizinmänner der Indigenen, die auch als Schamanen, Heiler etc. bezeichnet werden, kennen die zahlreichen Pflanzenheilkräfte sehr genau. In Ecuador liefert der Regenwald den Shuar-Indianern z. B. über 250 verschiedene Heilpflanzen. Doch außer den Naturvölkern sind Millionen Menschen – nicht nur in den Tropen – von der Medizin aus Regenwaldpflanzen abhängig. So erstaunlich das klingen mag, aber eine Vielzahl von Medikamenten basiert auf Auszügen von Regenwaldpflanzen, so z. B. Medikamente gegen Krebs, Malaria, Aids, Herzkrankheiten, Bronchitis, Bluthochdruck oder Tuberkulose. Auch Narkosemittel, Empfängnisverhütungsmittel, Enzyme (s. Anhang: Lexikon), Abführmittel, Hormone, Hustenmittel, Antibiotika, Desinfektionsmittel und halluzinogene Substanzen gehören dazu. 70 % der 3.000 vom „US National Cancer Institute" identifizierten Pflanzen, die als mögliche Medikamente gegen Krebs wirksam sein können, stammen aus dem Regenwald.

Dabei sind die Pflanzen nur zu einem geringen Teil untersucht. Weniger als drei Prozent aller Blütenpflanzen der Erde (5.000 von 220.000 Arten) hat man z. B. auf Alkaloide (s. Anhang: Lexikon) untersucht, die in der Pflanzenheilkunde (Phytotherapie) als stark wirksame Heilsubstanzen bekannt sind. Die Entdeckung

Über ein Drittel der traditionell genutzten Amazonaspflanzen sind Heilpflanzen. Auch bei uns ist die „Apotheke Regenwald" und ihr Labor ein wesentlicher Bestandteil unserer Medizin geworden.

---

[6] *ein US-Institut, das sich mit der Krankheit Krebs beschäftigt*

der Wirkstoffe gegen Krebs im Immergrün aus Madagaskar (s. Seite 53) war rein zufällig, weil sie großflächig angebaut und wegen ihrer angeblich antidiuretischen Wirkung (Verminderung der Harnabgabe) untersucht wurde.

Wie wichtig die Hinweise aus der traditionellen Medizin bzw. von den Eingeborenen eines Gebiets sein können, zeigen folgende Zahlen: Von den 119 bekannten, rein pharmazeutischen Verbindungen, die weltweit verwendet werden, wurden 88 durch Hinweise aus der überlieferten Volksmedizin aufgefunden! Würde man das Wissen sämtlicher Eingeborenenkulturen der Erde sammeln, so würde dies eine Bücherei von der Größe der berühmten Bibliothek von Alexandria füllen.

Dass die meisten traditionellen Heilmittel wirksam sind, kann man schon deshalb annehmen, weil das Leben von Menschen und das Ansehen der Heilkundigen über viele Generationen hinweg davon abhing. Auch die Gewinnungsverfahren und die Dosierungen wurden in der Praxis immer wieder getestet.

Das Problem mit diesen Heilpflanzen ist, dass die Heiler oder Schamanen z. B. von den Völkern der Majas, Azteken etc. keine Schrift kannten und das Wissen mündlich weitergegeben wurde. Auch heute noch fehlt es oft an den Kenntnissen, das Wissen entsprechend niederzuschreiben. Aus diesem Grund finden Sie auch in diesem Buch zu manchen Pflanzen viel, zu anderen wenige Daten. Manche Pflanze und daraus hergestellte Präparate können Sie hierzulande kaufen, andere findet man nur im Herkunftsland.

Es ist nicht nur problematisch, dass in den Tropen täglich Pflanzenarten aussterben, auch das Wissen darüber, wie man diese Pflanzen nutzt, verschwindet schnell. Stirbt eine Heilerin oder ein Medizinmann, so ist dies als ob eine Bücherei in Flammen aufginge, deren Werke nur in diesem Gebäude vorhanden waren.

Damit die Einnahmen aus dem Wissen der Heilkundigen bzw. aus der Verwendung der Regenwaldpflanzen nicht nur in den Händen multinationaler Konzerne bleiben, gibt es entsprechende Organisationen, die versuchen, die indigene Bevölkerung – sozusagen die Urbevölkerung des Regenwaldes – an den Gewinnen teilhaben zu lassen (vgl. dazu Teil III, Seite 141 ff.).

Die Nachfrage nach Heil- und Aromapflanzen ist groß. Da erstaunt es, dass sie derzeit zum größten Teil, nämlich bei über 80 % der Arten, durch Wildsammlung – auch im Regenwald – gedeckt wird. Man könnte meinen, dass die „Heilkräuter" besser kultiviert werden sollten, um leichter größere Mengen herzustellen. Dies ist jedoch nicht so einfach, denn die Kosten für eine Inkulturnahme – den kommerziellen Anbau – sind nach Aussage des WWF[7] hoch. Bei vielen Heilpflanzen ist der Anbau aufgrund spezieller Standortansprüche nur schwer oder gar nicht zu verwirklichen. Gerade wenn nur geringe Mengen benötigt werden, ist die Kultivierung der Pflanzen deshalb aus wirtschaftlichen Gründen selten sinnvoll.

Dass der Anbau den Sammeldruck von den bedrohten Heilpflanzen nehmen kann, ist leider ein Trugschluss. Weder gewährleistet dies den langfristigen Erhalt der Wildbestände, noch weist die Pflanze in Kultur genommen unbedingt dieselben Inhaltsstoffe auf wie diejenigen aus Wildsammlung. Ein gutes Beispiel dafür ist Camu Camu (s. Seite 129). Der Vitamin-C-Gehalt bei der kultivierten Pflanze entspricht nur einem Bruchteil derjenigen aus Wildsammlung.

Generell sind wild gesammelte Pflanzen eine gute Quelle für Heilmittel der armen Bevölkerung in den jeweiligen Ländern, die sich teure Medikamente nicht leisten können. Zudem zeigen entsprechende Projekte, dass sie sich damit durchaus ein gutes

---

[7] *World Wide Fund for Nature, s. Seite 158*

Zubrot zum meist kargen Lebensunterhalt schaffen können. „Erfolgt die Sammlung nachhaltig, kann sie einen wichtigen Aspekt in der Armutsbekämpfung wie auch – über die In-Wertsetzung der Natur – beim Schutz der Artenvielfalt darstellen", so der WWF und TRAFFIC (s. Seite 158).

Problematisch wird die Wildsammlung von Heilpflanzen erst dann, wenn mehr geerntet wird als nachwächst oder die betreffende Art bereits gefährdet ist. Die Nutzung von Heilpflanzen muss nachhaltig sein. Die Kriterien dafür entwickelten die Organisationen WWF und TRAFFIC (s. Seite 159). Damit man Heilpflanzen auch in Zukunft nutzen kann, muss ihr Lebensraum geschützt werden, die Wildsammlung schonend sein und alle Beteiligten müssen eng zusammenarbeiten. Die Kriterien und Kontrollinstrumente dafür sind jedenfalls vorhanden. Jetzt müssen sie nur noch umgesetzt werden.

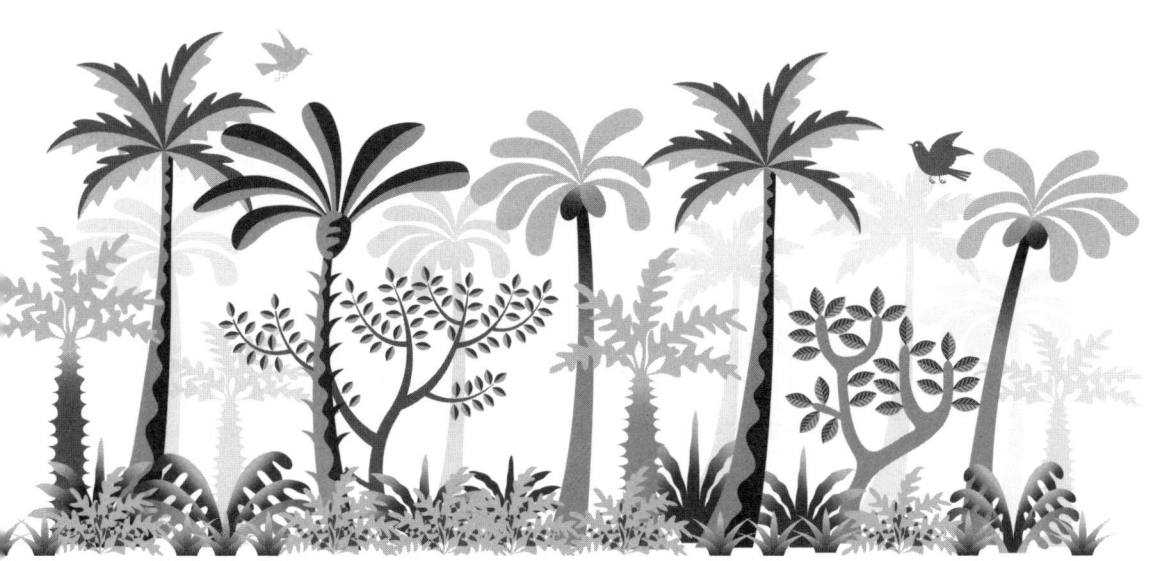

Regenwälder außerhalb Amerikas

Afrikanische Pflaume – wertvolle Substanzen aus dem afrikanischen Regenwald (Prunus africana; Synonym: Pygeum africanum)

Abbildung Seite III

Die Afrikanische Pflaume ist im tropischen Afrika beheimatet. Man findet sie auch unter dem Namen „Red Stinkwood" oder „African Cherry".

Ursprünglich stammt sie aus dem Hochland Südafrikas. Es handelt sich um einen Baum der Bergländer (z. T. der Nebelwälder), der in Kamerun, Tansania und Südafrika bis nach Madagaskar vorkommt. Die Afrikanische Pflaume ist wie nahezu alle Regenwaldpflanzen immergrün und kann eine Wuchshöhe von bis zu 35 Metern erreichen. Der Baum ist von einer dunklen, stark zerfurchten Rinde geschützt und hat dicke, längliche, lederartige Blätter. Er besitzt weiße Blüten und zählt zur Pflanzenfamilie der Rosengewächse (Rosaceae).

Über 4.000 Tonnen Rinde dieses Baums werden aus Afrika herausgeholt. Leider ist diese Verwendung nicht nachhaltig. Dies bedeutet, dass die Pflanze dadurch langfristig in ihrem Bestand bedroht ist und somit nur der gegenwärtigen Generation zur Verfügung steht; es sei denn, es werden Maßnahmen zu ihrer Erhaltung durchgesetzt. Nicht umsonst ist seine Einfuhr aus Tansania und Kamerun in die Europäische Union verboten, außerhalb dieser Länder ist eine spezielle Genehmigung erforderlich.

Für therapeutische Zwecke werden Auszüge und Pulver aus der Stammrinde des Pflaumenbaumes verwendet. Als wertvollen Inhaltsstoff hat man β-Sitosterol erkannt.

Medizinische Wirkungen

In der afrikanischen Volksheilkunde setzt man die „Stinkpflaume" als Mittel gegen Schmerzen beim Wasserlassen, Fieber, Entzündungen, Brustschmerzen und Malaria ein. Besondere Bedeutung hat die pulverisierte Rinde dieser Pflanze durch die Behandlung gutartiger Prostatavergrößerungen bzw. Prostataschwäche auch außerhalb Afrikas erlangt. Zusätzlich wirkt sie entzündungshemmend und wird von den Einheimischen gegen Schwellungen eingesetzt. Auch als Abführmittel nutzt man sie in dieser Form.

Es gibt rein pflanzliche Monopräparate, aber auch Kombinationspräparate, die noch Wirkstoffe anderer Pflanzen enthalten.

Bintangorbaum (Calophyllum spp.)

Bintangorbäume gehören zur Familie der Clusiaceae unter den Magnolienpflanzen (Malpighienartige/Malpighiales). Man findet sie nicht nur im Regenwald von Borneo, verschiedene Arten der Gattung Calophyllum sind auch in Indien, Pakistan, Sri Lanka, Birma, Thailand, Laos, Vietnam, Kambodscha, Indonesien, Malaysia bis nach Madagaskar, Ostafrika, den Pazifischen Inseln und Lateinamerika vertreten. Calophyllum heißt übersetzt „schönes Blatt" und ist ein Hinweis auf das Aussehen des immergrünen Baumes. Der Name „Bintangor" stammt aus Malaysia.

Medizinische Wirkungen

Aus den Blättern des Bintangorbaums kann der Wirkstoff Clanolid A gewonnen werden. Er soll die Ausbreitung des Aidsvirus hemmen und zugleich den Ausbruch der Tuberkulose bremsen; eine Krankheit, unter der viele Aids-Patienten leiden. Noch befindet sich dieser Wirkstoff in der klinischen Prüfungsphase.

Chew stick (Garcinia manii)

Garcinia manii gehört – ebenso wie Mangostane (s. Seite 118) – zur Familie der Clusiaceae und bildet in Ghana eine Einkommensgrundlage vieler Menschen. Die Bewohner sammeln die Pflanze, die einen essenziellen Beitrag zur Zahnpflege darstellt.

Tatsächlich gab es an der Universität von Ghana eine wissenschaftliche Untersuchung darüber (s. Anhang: Quellenverzeichnis Addai et al.). Die Hälfte von 72 Versuchspersonen, die eine Zuckerlösung getrunken hatten, kauten ein Holzstück der Pflanze, wie dies in Ghana üblich ist. Es zeigte sich, dass der herabgesetzte pH-Wert im Mund bei diesem Personenkreis schneller wieder anstieg, was zur Vorbeugung von Karies dienen kann.

Chugriyuyu aus Madagaskar

Chugriyuyu findet man außer auf Madagaskar noch in den südamerikanischen Tropen und in Kalkutta. Sie gehört zur Pflanzenfamilie der Crassulaceae und kann auch eine Zeitlang unter trockenen Bedingungen leben. Sie ist botanisch eng verwandt mit Kalanchoe pinnata und bei uns auch als Goethepflanze (Bryophyllum calycinum) bekannt.

Medizinische Wirkungen

Chugriyuyu verabreichen die Einheimischen gegen Durchfall, Geschwüre und vielerlei andere Krankheiten. Der Sud der abgekochten Blätter wird bei Bauchschmerzen getrunken und dient außerdem zur Behandlung von entzündeten Mandeln und Nierenleiden.

Eine Salbe aus dem ausgepressten Saft der Blätter, der mit Öl oder Sheabutter vermischt wird, setzt man bei Geschwüren, Abszessen, Verbrennungen oder schlecht heilenden Wunden ein. Legt man die erwärmten Blätter auf die betroffenen Stellen der Füße, so kann man den Juckreiz beheben.

Sogar Grünen Star (Glaukom) und Bindehautentzündungen soll man mit dieser Pflanze heilen können. Dafür werden die auf kleiner Flamme erhitzten Blätter ausgepresst und ein oder zwei Tropfen der Flüssigkeit in jedes Auge gegeben.

Zusätzlich röstet man die Blätter und verwendet das Pulver zur Heilung von krebsartigen Geschwüren. Der aus Kalanchoe pinnata extrahierte Wirkstoff Bryophillin B wurde wissenschaftlich in seiner Wirkung auf Tumorzellen untersucht.

Goa-Bohne – eine Pflanze gegen Hungersnot (Psophocarpus tetragonolobus)

Die Goa-Bohne (auch als Flügelbohne, Fourangled Bean oder Asparagus Bean, gelegentlich auch als Manila Bean bezeichnet) soll aus dem Regenwald Neuguineas stammen. Es handelt sich um eine rankende Hülsenfrucht. Flügelbohne wird sie wegen der auffälligen, flügelartigen Kantenausweitungen der Hülsen genannt.

Prof. Dr. Wilson (s. Anhang: Quellenverzeichnis) bezeichnet die Pflanze als „Mini-Supermarkt", da alles an ihr verwertbar ist. Von den spinatartigen Blättern bis hin zu den jungen Schoten, die man verwenden kann wie grüne Bohnen, ist alles an der Goa-Bohne essbar, auch die Knollen. Sogar die jungen erbsen- und knollenförmigen Samen, die mehr Eiweiß enthalten als Kartoffeln, kann man kochen, braten, backen und rösten. Sie lassen sich auch zermahlen, woraus ein nach Kaffee schmeckendes koffeinfreies Getränk gebraut werden kann. Die Ölqualität der Bohnen entspricht derjenigen von Sojaöl. Der Mineralstoffgehalt der Samen ist recht hoch. Vor allem Kalzium, Phosphor und Kalium dominieren in den Körnern, Kalium und Schwefel findet man reichlich in den Knollen. Das Besondere an der Pflanze ist aber ihre **Eiweißqualität,** die sogar diejenige von Sojabohnen übertrifft. Mit ihren Blüten kann man Speisen blau färben, gedünstet sollen sie wie Pilze schmecken.

Nicht nur die Verwendbarkeit ist ausgezeichnet, sie wächst auch mit atemberaubender Geschwindigkeit: In wenigen Wochen erreicht sie eine Länge von vier Metern! Da die Goa-Bohne eine Hülsenfrucht ist, kann sie den Stickstoff der Luft binden und man benötigt kaum Dünger. Die Pflanze kann daher auch als Bodenverbesserer (Gründüngung) für den Anbau anderer Pflanzen eingesetzt werden. Aber nicht nur zum Essen dient die Pflanze: Ihr Öl wird als Lampenöl und zur Seifenherstellung verwendet.

Medizinische Wirkungen Die Pflanze wird heute in sehr vielen südostasiatischen Ländern angebaut, auch aus medizinischen Gründen: Zum Beispiel in Indonesien (auf Sumatra und Westjava) verwendet man den Blattauszug bei Augen- und Ohrenentzündungen. Extrakte aus Samen und Hülsen sollen bei Venenerkrankungen helfen, auch zur „Blutreinigung" setzt man sie ein. Im Osten Javas und auf Bali verwendet man einen Aufguss von jungen Trieben und Blättern zur Zahn- und Mundpflege. Kocht man die Knollen mit einer Zuckerlösung, sollen sie Mundfäule bekämpfen können. In Birma behandelt man Schwindelgefühle mit Umschlägen aus dem Knollenbrei im Nacken. Angeblich sollen Extrakte aus Blättern und Knollen gegen allerlei Schmerzen sowie bei Diabetes wirken. Flügelbohnen-Extrakte verwendete man früher in Malaysia sogar gegen Windpocken.

Indische Schlangenwurzel (Rauwolfia serpentina)

Die Indische Schlangenwurzel gehört zur Familie der Hundsgiftgewächse (Apocynaceae) und wird botanisch den Enzianartigen zugeordnet. Man findet sie in den Regenwäldern auf der ganzen Erde.

Abbildung Seite IV

Ursprünglich wurde die Wurzel zum Auslösen von Brechreiz und zur Behandlung von Cholera eingesetzt. Sie enthält ca. 60 verschiedene Alkaloide (s. Anhang: Lexikon), unter anderem Ajmalin, das bei Herzrhythmusstörungen verwendet wird. Ein anderes Alkaloid dieser Pflanze ist der Wirkstoff Reserpin, der in der modernen Medizin seit vielen Jahren in Kombinationspräparaten gegen zu hohen Blutdruck angewandt wird.

Medizinische Wirkungen

Javanischer Gelbwurz (Curcuma xanthorriza)

Der Javanische Gelbwurz, auch als Kurkuma oder Kurkume, Gelber Ingwer, Safran-, Gelb- oder Gilbwurz(el) und Turmeric bekannt, stammt aus Java und gehört zur Familie der Ingwergewächse (Zingiberaceae). Er ist eng verwandt mit Curcuma longa.

Abbildung Seite IV

Es handelt sich um eine bis zu einem Meter hohe Pflanze, die stark verzweigte, gelbe bis orange, zylindrische, aromatische Rhizome ausbildet, die an ihren Enden Knollen aufweist. In den Tropen wird sie vielfach kultiviert und ist Bestandteil des Currypulvers, bei dem es erheblich zur Farbgebung beiträgt. Man erhält Kurkuma jedoch auch als farbenprächtiges Monogewürz in Bioqualität.

Das Rhizom ähnelt entsprechend seiner Verwandtschaft stark dem des Ingwers. Jedoch enthält es ein intensiv gelb gefärbtes Fruchtfleisch, das frisch und getrocknet als Gewürz und auch als Farbstoff verwendet wird. Die tropische Pflanze kommt aus Südostasien, hauptsächlich aus Indien und Indonesien.

Medizinische Wirkungen

Der Javanische Gelbwurz enthält das ätherische Öl Curcumin. Das Curcumin gehört zu den sekundären Pflanzenstoffen[8]. Vorwiegend findet man diese in den Randschichten der Pflanzen, denn die Polyphenole sollen das darunterliegende Gewebe auf natürliche Weise vor Sauerstoff schützen. Diesen Schutz vermutet man auch bei uns, wenn wir es zu uns nehmen. Entsprechend sagt man dem Curcumin krebshemmende und antioxidative Wirkung nach.

In der traditionellen Jamu-Medizin Indonesiens wird Curcumin als Hauptbestandteil traditioneller Heilmittel gegen eine Vielzahl von Krankheiten eingesetzt. Dazu gehören eine allgemeine Stärkung des Immunsystems sowie die Vorbeugung von Infektionen und Erkrankungen der Atemwege. Die Einheimischen setzen es zur Förderung des Gallenflusses und der Fettverdauung ein. Entsprechend soll es anregend auf die Magensaftproduktion wirken. Auch gegen Bronchitis verwendete man es sowie gegen innere und äußere Entzündungen.

Der Javanische Gelbwurz gehört bei uns zu den pflanzlichen Arzneimitteln (Phytotherapeutika). Die moderne Medizin nutzt Gelbwurz als Lebertherapeutikum, Curcuminoide senken zudem deutlich die Cholesterinblutspiegel und wirken vorbeugend gegen Arteriosklerose.

Katemfe (Thaumatococcus daniellii)

Der Katemfe-Strauch (von den Einheimische auch Ndebion genannt) stammt aus dem Regenwald Westafrikas und gehört zur Familie der Pfeilwurzelgewächse (Marantorceae). Das Eiweiß seiner Samenkapseln ist 1.600-mal bis 3.000-mal süßer als unser üblicher Haushaltszucker. Dieser natürliche Süßstoff hat sogar

---
[8] *Polyphenole, s. Anhang: Lexikon*

eine E-Nummer (E 957) und wird Thaumatin genannt. Auch als Geschmacksverstärker für Aromen ist er einsetzbar. Er hat einen lakritzartigen Nachgeschmack und ist seit einigen Jahren durch die EG-Süßungsmittel-Richtlinie als Lebensmittelzusatzstoff zugelassen. Er wird aus den Samenkapseln der Pflanze isoliert. Allerdings ist die Ausbeute sehr gering. Aus einem Kilo Kapseln lassen sich nur sechs Gramm Thaumatin isolieren. Man findet den Süßstoff in Süßwaren (oft in solchen auf Kakao- oder Trockenfruchtbasis), Diät- und Nahrungsergänzungsmitteln sowie Kaugummi. Da er als gesundheitlich unbedenklich eingestuft wird, besitzt er auch keinen ADI-Wert (s. Anhang: Lexikon). Die Einheimischen Afrikas verwenden ihn seit langer Zeit.

Das Erfreuliche an diesem Süßstoff ist, dass er inzwischen von den Einheimischen selbst hergestellt werden kann. Dies gelang aufgrund eines Projektes mit dem Fraunhofer-Institut für Grenzflächen- und Bioverfahrenstechnik (IGB), Stuttgart. Es geht zurück auf die holzverarbeitende Firma Samartex, die empfahl, ehemalige Holzeinschlagsflächen nachhaltig zu bewirtschaften, um so die Artenvielfalt zu erhalten und zusätzliche Einkommensquellen für die ländliche Bevölkerung zu schaffen. Dieses sogenannte „Oda-Kotoamso Community Agroforestry Project" (OCAP) wird in Zusammenarbeit mit Grundbesitzern, Pächtern, staatlichen Behörden und mit technischer Unterstützung des Deutschen Entwicklungsdienstes durchgeführt. Finanziell wird dieses Projekt von der Deutschen Investitions- und Entwicklungs-GmbH unterstützt.

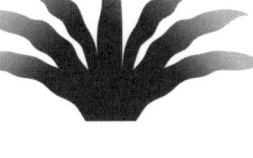

Madagaskar-Immergrün (Catharanthus roseus)

Ursprünglich kam das Madagaskar-Immergrün tatsächlich aus Madagaskar, heute ist es weltweit in den Regenwäldern verbreitet. Es ist auch unter dem Namen Cape Periwinkle, Rose Periwinkle und Rosy Periwinkle bekannt, botanisch auch noch als

Abbildung Seite IV

Vinca rosea. Es handelt sich um eine unscheinbare Pflanze, die zur Familie der Hundsgiftgewächse (Apocynaceae) gehört und eine rosafarbene, fünfblättrige Blüte zeigt.

Medizinische Wirkungen

In der traditionellen Heilkunst wird der Blütenauszug gegen Halsschmerzen und Erkältungen eingesetzt. In Afrika werden die getrockneten Blätter auch als Rauschmittel und Aphrodisiakum geraucht, was bei übermäßigem Gebrauch zu Nieren- und Nervenschädigungen führen kann.

Für die moderne Medizin stellt die Pflanze eine wichtige Grundsubstanz für die Chemotherapie bei unterschiedlichen Krebsarten dar: Sie enthält die Alkaloide (s. Anhang: Lexikon) Vincristin und Vinblastin, die als Modellsubstanzen für Zytostatika[9] dienen. Vinblastin ist Wirkstoff für Blasenkrebsmedikamente. Vincristin wird in der Kombinationstherapie bei Leukämie und kleinzelligem Bronchialkarzinom[10] eingesetzt. Auch gegen Hodenkrebs werden die Inhaltsstoffe des Madagaskar-Immergrüns verwendet. Die Hodgkin-Krankheit (Lymphdrüsenkrebs), an der vor allem junge Erwachsene erkranken, und die akute lymphatische Leukämie bedeutete für daran erkrankte Kinder praktisch das Todesurteil. Durch den Einsatz von Vincristin in der Chemotherapie hat sich die Überlebenschance von an Leukämie erkrankten Kindern vervierfacht. Mit Vinblastin konnte die Zehn-Jahres-Überlebensrate der Hodgkin-Krankheit von zwei auf 58 % erhöht werden. Diese Medikamente sind auch gegen einige weitere Krebsarten wirksam wie etwa gegen den Wilms-Tumor, primäre Hirntumore sowie gegen Gebärmutterhals- und Brustkrebs. Der jährliche Gewinn aus der Herstellung und dem Verkauf der beiden Wirkstoffe der Pflanze überstieg 1995 180 Millionen US $.

---

[9] *Stoffe, die das Wachstum von Krebstumoren hemmen*

[10] *spezielle Krebsart der Bronchien*

Leider hatte der Gewinn aus dem Verkauf der wertvollen Wirksubstanzen keinen „Niederschlag auf Madagaskar selbst, wo heute 1.000 Pflanzenarten vom Aussterben bedroht sind", so Greenpeace Österreich (s. Anhang: Quellenverzeichnis).

Samtbohne (Mucuna deeringiana)

Bei der Samtbohne handelt es sich um eine Hülsenfrucht, auf deren Schoten feine, samtartige Härchen wachsen. Sie wird auch als Velvet Bean, Bengal Bean oder Florida Bean bezeichnet. Außerdem kennt man sie als Mucuna aterrima und M. pruriens utilis wie auch als Stizolobium deringiana oder Cowage. Sie ist in Regenwäldern und generell in tropischen Wäldern auf der ganzen Erde verbreitet.

Aus ihren Bohnen wird der Wirkstoff L-Dopa gewonnen, der in Anti-Parkinsonmitteln erfolgreich eingesetzt wird. Das Medikament ermöglicht die Bildung von Dopamin (Nervenüberträgersubstanz) im Gehirn, die bei Parkinsonkranken nicht mehr funktioniert. Auch gegen das Restless-Legs-Syndrom findet das Präparat Verwendung.

Medizinische Wirkungen

Ylang-Ylang (Cananga odorata genuina)

Der Name des riesigen immergrünen Ylang-Ylang-Baumes – oder auch Yiang-Yiang – bedeutet im malaiischen „Blume der Blumen". Er gehört zu den Annonengewächsen (Annonaceae) und wird auch als Maccarstrauch bezeichnet. Sowohl der Baum als auch die Blüte werden Ylang-Ylang genannt.

Der schnell wachsende Baum hat den südostasiatischen Regenwald als Heimat und wird bis zu 25 Meter hoch. Ursprünglich aus Indonesien und von den Philippinen, wird er inzwischen in

Abbildung Seite V

vielen tropischen Regionen angebaut, vor allem jedoch auf Madagaskar. Wegen des von seinen Blüten gewonnenen Ylang-Ylang-Öls nennt man den Baum auch den „Parfümbaum". Bereits früh morgens müssen die gelblich-weißen Blüten gesammelt werden, da die äußerst wertvollen ätherischen Öle, die feinen Parfüms als Ingredienzien dienen und in der Aromatherapie Anwendung finden, sonst in der Sonne verdampfen würden. Die hochpreisige Substanz wird durch Destillation gewonnen. Man bezeichnet das Produkt als Ylang-Ylang-Öl, Ilang-Ilang-Öl, Maccarblütenöl oder auch als Orchideenöl sowie als Oleum annonae. Es gibt unterschiedliche Qualitäten, die in den verschiedenen Destillationszeiten begründet sind und deren Duft entsprechend abgestuft ist. Um 100 Gramm des in der Parfümherstellung benötigten Qualitätsöls „Extra Supérieure" und „Extra" zu erhalten, benötigt man 30–40 kg der Blüten!

Aus den Blüten des Cananga-Baumes (Cananga odorata macrophyllum), einem Verwandten des Ylang-Ylang-Baumes, wird das Canangaöl gewonnen, das preiswerter ist (ein Baum kann bis zu 300 kg Blüten pro Jahr liefern), jedoch ein weniger komplexes Spektrum aufweist.

Medizinische Wirkungen

In der Heilkunde werden die Samen, Blätter und die Rinde bei zahlreichen Krankheiten eingesetzt. Dazu gehören verschiedene Krebsarten, hoher Blutdruck, Durchfall und Infektionskrankheiten. Außerdem wirkt es abwehrend gegen Insekten und stillt den Juckreiz von Stichen. Auch als Wurmmittel wird es verwendet. Wissenschaftlich untersucht sind die Wirkungen bei Fieber (inkl. Malaria), Typhus, Magen- und Darminfektionen sowie Entzündungen.

Das Öl wirkt antiseptisch, aber auch aphrodisierend, und soll als Badezusatz bei Impotenz helfen – nicht umsonst wird in Indonesien das Bett eines frisch verheirateten Paares mit Ylang-Ylang-Blüten bestreut.

In der Aromatherapie verwendet man es bei Atembeschwerden und Magen-Darm-Erkrankungen, gegen Schlaflosigkeit, Ängstlichkeit, Nervosität bis hin zu depressiven Gemütslagen. Es wird daher auch positiv unterstützend in der Krebstherapie eingesetzt. Bei Menstruationsbeschwerden wirkt es entkrampfend und soll generell entspannungsfördernd wirken. Man sagt dem ätherischen Öl auch nach, dass man friedfertig wird und Geborgenheit empfindet; das soll sogar bei Hunden wirken, die dadurch in freundliche Stimmung gebracht werden können. Eine Überdosierung führt jedoch zu Kopfschmerzen und Übelkeit.

Äußerlich wird es in der Volksmedizin bei Hautreizungen und bei Gicht verwendet. Es schützt die Haut, hilft bei Ekzemen sowie Akne allgemein und wird bei Kopfhautproblemen (z. B. Schuppen) eingesetzt.

Ein Wirkstoff dieser Pflanze, das Geraniol, das auch in anderen ätherischen Ölen zu finden ist, konnte im Laborexperiment zeigen, dass es den natürlichen Zelltod (Apoptose) krankhafter Krebszellen in Gang bringt.

Zitronengras (Cymbopogon citratus)

Das Zitronengras ist ein mehrjähriges, ungefähr zwei Meter hohes tropisches Gras mit knolliger Wurzel. Es kommt mit großer Wahrscheinlichkeit aus Südasien. Man findet es aber auch in Südostasien, Australien und in Südamerika. Es gehört zur Familie der Süßgräser (Poaceae).

Abbildung Seite V

Die Art Cymbopogon citratus hilft gegen Blähungen und wirkt als Beruhigungsmittel, gegen Gelenkentzündungen und Gelenkschmerzen (Arthritis). Aus den Gräsern kocht man Tee, der ca.

Medizinische Wirkungen

eine Viertelstunde ziehen sollte, um ein intensives Aroma zu bekommen. Die Quechuas del oriente in Südamerika nutzen auch die Wurzel, aus der ein Tee gebraut wird, der bei Fieber und Erbrechen getrunken wird. Das ätherische Öl der Pflanze ist ein wirkungsvolles Abwehrmittel gegen Fliegen, Zecken und Läuse.

Das Zitronengras wird auch als Gewürz oder Tee verwendet. Es soll außerdem eine straffende Wirkung auf schwaches Bindegewebe haben und Krampfadern vorbeugen. Es wird bei Erkältung sowie Fieber inhaliert, es hilft bei Lethargie und Erschöpfung, wirkt keimtötend, fiebersenkend und beruhigend. Der frische Duft fördert die Konzentration und soll Geist und Körper beleben. Entsprechend findet man es in vielen Raumsprays, insbesondere da es den Nikotingeruch überdeckt. Das ätherische Öl kann, wenn es zu alt ist, bei einigen Menschen Hautreizungen auslösen und ist daher für Babys und Kinder ungeeignet. Auf alle Fälle sollte man den Kontakt mit den Augen vermeiden. Es ist nicht zu verwechseln mit dem in der Aromatherapie verwendeten Zitronellöl von Cymbopogon nardus.

Das indische Zitronengras (Cymbopogon flexuosus) wird dort für die Herstellung von Parfüms und als traditionelles Heilkraut angebaut.

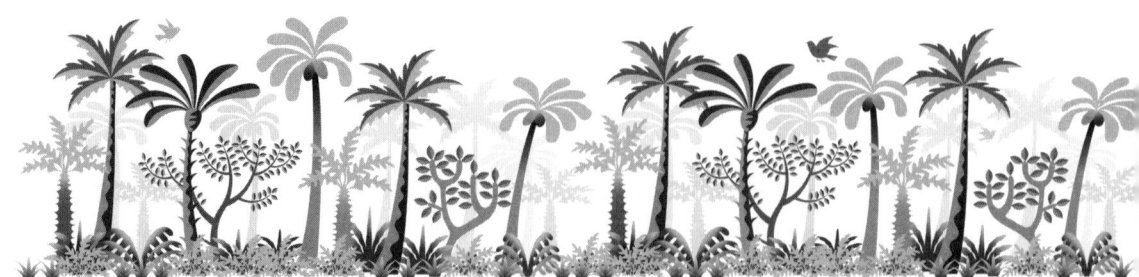

Regenwälder des amerikanischen Kontinents

Açaí/Kohlpalme (Euterpe oleracea; Synonym: Euterpe edulis)

Die Kohlpalme, auch Jucara- oder Assaipalme bzw. Açaí genannt, ist eine Palmenart, die vor allem am unteren Lauf des Amazonas und in seinem Delta vorkommt. Sie wächst sehr schnell und wird bis zu 25 Meter hoch.

Abbildungen Seite V und VI

Man nutzt sowohl die Palmherzen als auch die Früchte. Erstere – die „Palmitos" – werden aus dem oberen Stammbereich herausgeschält. Problematisch ist, dass aus jeder Pflanze nur ein etwa ein Meter langes Herz gewonnen werden kann und dafür muss die ganze Palme geschlagen werden, was erheblich zur Dezimierung der natürlichen Açaíbestände beiträgt.

Eine wertvolle Palmenart mit beachtlichen Inhaltsstoffen.

Die Früchte nutzt man zur Herstellung eines nährstoffreichen Saftes *(vinho)*, der einen wichtigen Nahrungsbestandteil für die Landbevölkerung in den Überschwemmungsgebieten des Amazonas darstellt. Außerdem ist die Palme dort eine wichtige Einkommensquelle. Bis Ende der 1990er-Jahre war Açaí fast nur dort bekannt. Plötzlich tauchten die Palmfrüchte in Form von Eiscremes, Sorbets und Fruchtcocktails an den Stränden der brasilianischen Großstädte auf. „Bezeichnend für Brasilien war es die Fernsehserie Malhação[11], die dem Açaísaft zur nationalen Anerkennung verhalf", so Ekkehard Gutjahr (s. Anhang: Quellenverzeichnis) vom Deutschen Entwicklungsdienst (DED). Er begleitete die erfolgreichen Versuche, Açaí nachhaltig zu nutzen und die indigene Bevölkerung mit einem Einkommen zu versorgen, das ihr Überleben sichert. Das Problem der einseitigen Nutzung war, dass eine Ernte zwischen Januar und Juni nicht mög-

---

[11] *Eine sehr bekannte Kindertelenovela aus Brasilien, die dort zu den am längsten laufenden „Seifenopern" im Fernsehen gehört.*

lich war. Um in dieser Zeit ein Einkommen für die Flussanrainer zu ermöglichen, unterstützte der DED eine Kulturmischung mit Kakao, Gummi und Andiroba (s. Seite 63). „In solchen Mischbeständen wächst Açaí harmonisch über dem Kakao, aber unter Gummi und Andiroba", so Gutjahr. Damit kann die Bevölkerung das ganze Jahr über ausreichend mit landwirtschaftlichen Produkten versorgt werden, die ihnen ein Einkommen liefern.

Von Brasilien aus trat die Palme ihren Siegeszug durch den amerikanischen Kontinent an. „Die verschiedenen Açaíprodukte sind aus der Ernährung der genuss- und lifestyleorientierten Bevölkerung Brasiliens nicht mehr wegzudenken", so von der Linden (s. Anhang: Quellenverzeichnis). Der Grund: Die Früchte schmecken nicht nur exotisch, sie haben auch einen hohen Nährstoffgehalt. Als der Açaísaft von den Medien Brasiliens entdeckt wurde, löste er dort einen regelrechten „Gesundheitsboom" aus.

Bei der Açaífrucht handelt es sich um eine runde, 1–1,5 cm große, purpurfarbene, bei Vollreife fast schwarze Frucht. Sie ähnelt in ihrem Aussehen einer kleinen, dunklen Weintraube und schmeckt leicht säuerlich, nussartig und ein wenig an Brombeeren erinnernd.

Medizinische Wirkungen

Medizinisch wird die Wurzel der Palme von den indigenen Völkern zur Behandlung von Blutungen und gegen Würmer genutzt.

Ernährungsphysiologische Wirkungen

Das Fruchtmark der Açaí enthält Kalzium und Eisen (11,8 mg/100 g; im Vergleich dazu enthält Spinat nur 3,1 mg/100 g), es ist reich an Eiweiß.

Die Frucht enthält wertvolle ungesättigte Fettsäuren und stellt eine reichhaltige Quelle für Anthocyane (ca. 400 mg/100g Fruchtpüree) dar, die der Frucht die dunkelviolette Färbung verleihen. Diese Inhaltsstoffe sind starke Antioxidanzien (s. Anhang:

Lexikon) und schützen vor den zellschädigenden freien Radikalen (s. Anhang: Lexikon).

Bei uns kann man Açaí als Saft im Internet bestellen oder als Nahrungsergänzungsmittel in Kombination mit Gojibeeren sowie mit Granatapfel kaufen (z. B. im Reformhaus). Inzwischen führen auch einige Bio- und Naturkostläden den Açaísaft in ihrem Sortiment.

Agaricus (Agaricus blazei murril)

Agaricus, abgekürzt ABM, ist ein Pilz, der ursprünglich aus dem brasilianischen Regenwald stammt. Es handelt sich um einen sogenannten Mandelpilz, der dem Champignon ähnlich ist. Er wird in Brasilien auch Cogumelo de Deus (Pilz Gottes), Cogumelo do Sol (Pilz der Sonne) und Cogumelo do Vida (Pilz des Lebens) genannt, weitere Namen sind Agaricus oder Himmematsutake.

Heilpilze kennt man vor allem aus Asien, wie z. B. Shiitake, Reishi, Maitake etc. Wenn man weiß, dass viele Antibiotika aus Pilzen stammen und ein neues Hoffnungsmedikament für MS-Patienten (Fingolimod) auf einen chinesischen Heilpilz zurückgeht, so verwundert es nicht, dass auch im Regenwald derartige Pilze wachsen. Ein besonders wertvolles Exemplar ist Agaricus. Er wird inzwischen vor allem in Japan kultiviert, es gibt aber auch Agaricus aus Brasilien[12] und China.

Der Sonnenpilz aus dem Regenwald mit bemerkenswerten Fähigkeiten.

---

[12] *Informationen zu Bezugsquellen können kostenlos beim Leserservice des Verlags angefordert werden: NaturaViva Verlags GmbH, Leserservice Regenwald, Postfach 1203, 71256 Weil der Stadt/Deutschland, Telefax +49(0)7033/1380817.*

Medizinische Anwendungen

Zu seinen bemerkenswerten Inhaltsstoffen gehören hohe Mengen an den Vitaminen B_6 und B_{12}. Er stabilisiert wirkungsvoll das Immunsystem und hat den höchsten Anteil an Beta-Glukanen (Polysacchariden) aller Heilpilze. Diesen Substanzen wurde eine eindeutig krebshemmende Wirkung in zahlreichen unabhängigen Studien bescheinigt. Infolgedessen wird er in der alternativen Krebstherapie und zur Unterstützung des Immunsystems in Komplementärtherapien verwendet. Manche sehen in ihm ein „kleines Wunder" in der Krebsbehandlung. Außer den Beta-Glukanen enthält er noch weitere Mehrfachzucker sowie RNA-Proteinkomplexe (Verbindungen aus Eiweiß und Erbsubstanz), die ebenfalls höchst erfolgreich bei vielen Krebskrankheiten wirken. Man kann Agaricus sehr gut mit Chemotherapie kombinieren, die im Allgemeinen unter Verwendung dieses Heilpilzes viel besser vertragen wird. Aber er hilft auch bei vielen anderen Beschwerden wie z. B. Depressionen, Fatigue (krankhafte Müdigkeit, die u. a. bei Multipler Sklerose und nach diversen Krebsoperationen bekannt ist), Diabetes, Hepatitis und sogar Aids. Auch den Blutdruck und den Cholesterinspiegel soll der Pilz senken können.

Als Nebenwirkung sind bei empfindlichen Personen Allergien aufgetreten.

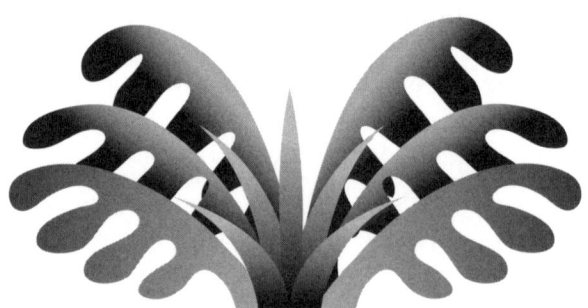

Andiroba (Carapa guianensis Aubl.)

Der Andirobabaum gehört zur Familie der Mahagonigewächse und wird etwa 30 m hoch. Er wächst in den Regenwaldgebieten Brasiliens an den Ufern von Flüssen. An seinen zahlreichen Namen (Andiroba do Igapó, Andiroba saruba, Andirova, Bastard Mahagony, Bois caille, Cachipou, Camacari, Carapá, Carapa rouge, Carapinha, Cedro Bateo, Cedro Macho, Crabwood, Crapo, Fiqueroa, Guino, Iandiroba, Karaba, Krappa, Mandiroba, Masabaol, Masábolo, Najesi, Nhandiroba, Noix de Crab, Paramahogany, Penaiba, Randiroba, Sopo, Tangare, Toldo White Crabwood, Yandiroba) erkennt man bereits, dass er für die ursprüngliche Bevölkerung schon immer eine große Bedeutung hatte.

Problematisch ist, dass auch sein Holz gerne verwendet wird, sodass der Baum deshalb gefährdet ist. Die Pflanze kann zwar auch in Plantagen angebaut werden, in der Regel erfolgt das jedoch nicht nachhaltig und verschiedene Projekte versuchen dies gerade zu ändern. Eine nachhaltige Verwendung bestünde darin, die von den Bäumen herunterfallenden Samen einzusammeln und daraus Öl zu gewinnen. Diese „sanfte Nutzung des Regenwaldes" stellt eine echte Alternative für die einheimische Bevölkerung in Amazonien dar. Durch Stärkung der Existenz dieser Menschen und ihres Umweltbewusstseins bekommt man dauerhafte Partner für die Rettung und Sanierung des gesamten Regenwaldes und der darin vorkommenden Lebewesen mit ihren wertvollen heilenden Wirkstoffen.

Das Öl, das aus den Samen gewonnen wird, ist nicht nur wirtschaftlich bedeutend, es dient auch medizinischen Zwecken. Sieben Liter Öl können pro Baum und Jahr gewonnen werden.

Eine Ölpflanze mit heilender Wirkung, deren Holz sehr begehrt ist.

Medizinische Wirkungen

Die Waldbevölkerung und die „Caboclos" (Flussbewohner) nutzen das Andirobaöl für die natürliche Behandlung von Entzündungen, Quetschungen, Prellungen und Muskelzerrungen. Außerdem scheint es gegen Muskelschmerzen und Muskelkater zu helfen. Auch gegen Krebs findet es Verwendung – dies wird derzeit wissenschaftlich untersucht. Es wird als Haut- und Massageöl sowie für Emulsionen bei empfindlicher Haut, bei Mischhaut mit Tendenz zu Unreinheiten bis hin zu Zellulitis empfohlen. Auch durchblutungsfördernde, schmerzlindernde und antiseptische (keimtötende) Eigenschaften schreibt man dem Öl zu. Rinde und Blätter werden zudem gegen Rheuma, Husten, Grippe und sogar gegen Depressionen angewendet. Das Öl dient außerdem der Abwehr von Insekten, insbesondere Hautparasiten wie Stechmücken inklusive derjenigen Moskitos (Aedes aegytpi, die Dengue-Mücke), die das Dengue-Fieber übertragen und die man neuerdings sogar bei uns beobachtet. Dazu trägt man es direkt auf die Haut auf oder verarbeitet es zu Kerzen, die zur Mückenabwehr abgebrannt werden. Auch als Sonnenschutz findet es Verwendung.

Aus der Rinde wird ein Tee hergestellt, der gegen Würmer und Fieber wirksam sein soll.

Seit 1990 arbeiten Universitäten in Brasilien mithilfe der Erfahrung von Indigenen an einem Mittel, das gegen trockene Haut wirkt. Man fand natürliche Substanzen in Regenwaldpflanzen, die sehr gut in die Haut eindringen und sie vor Entzündung, Austrocknung, Schuppung usw. schützen. Der Brasilianer Dr. Carlos Soares Pinto (s. Vorwort Seite 8) vermittelt als großer Verfechter der Indianermedizin und Gründer der Regenwald Akademie in Brasilien (vgl. Salve Floresta Seite 155) zwischen Brasilien und Deutschland, um die positiven Erfahrungen der Dermatologie beider Länder in einem gemeinsamen Naturprodukt zu verbinden. Durch Zusammenarbeit mit deutschen

Apothekern wurde schließlich eine Salbe entwickelt, die europäischem Standard entspricht. Das Resultat ist überraschend erfolgreich und hilft bei Psoriasis (Schuppenflechte), Neurodermitis (atopisches Ekzem) und extrem trockener Haut. Damit erhält man ein kortisonfreies Präparat, das betroffenen Patienten wirklich gut helfen kann.

Die Bestandteile dieses Balsams sind: Andirobaöl, das traditionell als entzündungshemmendes Mittel Verwendung findet; Copaibaöl (s. Seite 77), das wegen seiner desinfizierenden Eigenschaften geschätzt wird, und Cupuaçu (s. Seite 78), das zur intensiven Hautpflege eingesetzt wird. Die wertvollen Pflanzenöle der drei Regenwaldpflanzen aus dem Amazonasgebiet Brasiliens werden zu einem Wirkstoffkomplex zusammengeführt. Schuppungen und Rötungen sollen schnell zurückgedrängt und Entzündungsherde eingedämmt werden. Durch die rückfettenden und feuchtigkeitsbindenden Eigenschaften der Inhaltsstoffe entstehe ein feineres Hautbild. Quälender Juckreiz und unangenehmes Spannungsgefühl ließen nach. Da weder Lanolin noch Duft- oder Farbstoffe verwendet werden, ist das Allergierisiko auf ein Minimum beschränkt. Die Salbe ist für Erwachsene, Kinder und Babys gleichermaßen geeignet. Für die drei Pflanzenarten liegen wissenschaftliche Untersuchungen vor, die eine antiallergische und entzündungshemmende Wirkung bestätigen. Auch eine schnelle Wundheilung wird durch die Anwendung dieser Wirkstoffe begünstigt[13].

Natürliche Hilfe für Patienten mit Neurodermitis, Schuppenflechte und extrem trockener Haut.

---

[13] *Informationen zu Bezugsquellen können kostenlos beim Leserservice des Verlags angefordert werden: NaturaViva Verlags GmbH, Leserservice Regenwald, Postfach 1203, 71256 Weil der Stadt/Deutschland, Telefax +49(0)7033/1380817.*

Annattostrauch (Bixa orellana)

Abbildungen Seite VI und VII

Der etwa fünf bis zehn Meter hohe Annattostrauch, in Brasilien unter der Bezeichnung Urucum und in spanischsprachigen Ländern als Achiote bekannt, stammt aus Brasilien. Er kommt jedoch in ganz Süd- und Mittelamerika sowie der Karibik und einigen Teilen Mexikos vor. Je nach Land spricht man auch von Achiotec, Achiotl, Urucu, Beninoki, Bija, Eroya, Jafara, Kasujmba-Kelling, Kham tahi, Onoto, Orucu-axiote, Rocou, Roucou, Ruku, Roucouyer, Unane, Uruku oder Urucuru. Bei uns kennt man die Pflanze unter der Bezeichnung Orleans- oder Rukustrauch. Sie könnte zwar in ihren Ursprungsländern nachhaltig genutzt werden, man kultiviert sie jedoch vor allem auf Plantagen in Kenia, Tansania und Indien.

Der Farbstoff aus dem Regenwald, der noch mehr kann.

An den Zweigenden befinden sich herzförmige und mit Stacheln bewachsene „Beutelchen" in Rotorange, die etwa 50 Samen enthalten. Die Sträucher sind voll von diesen Früchten, die bis zu 270 kg Samen liefern. Jeder Samen ist mit einem rötlichen, sogenannten Samenbläschen bedeckt, das gelborangen Farbstoff enthält. Man setzt ihn sowohl in Europa als auch den USA unter der Bezeichnung Annatto häufig als natürlichen Farbstoff in Lebensmitteln – deklariert als E106(B) – ein; er wird z. B. zum Färben von Käse, Margarine und Butter genutzt. Die indigenen Völker verwenden ihn als rote Körperbemalung zum Schutz gegen Sonnenbrand, zur Insektenabwehr und zu spirituellen Zwecken. Bereits die Maya gebrauchten die Samen zur Körperbemalung und zum Färben von Stoff.

Medizinische Wirkungen

Bereits die Urvölker und die indigenen Bevölkerungsgruppen des südamerikanischen Kontinents nutzten die ganze Pflanze jahrhundertelang, denn sie schrieben ihr heilsame Wirkungen zu.

Den Tee aus jungen Sprösslingen verwendeten bereits die peruanischen Piura-Stämme gegen Durchfall, als Aphrodisiakum oder Adstringens[14] bei Hautproblemen, gegen Fieber und Gelbsucht.

Der Tee aus getrockneten Blättern lindert Malariafieber sowie Fieber allgemein, besonders wirksam ist er bei Verbrennungen. In Peru kocht man acht bis 20 getrocknete Blätter zehn Minuten lang in einem Liter Wasser. Dreimal täglich warm oder kalt getrunken, soll der Tee bei Prostataentzündung und inneren Entzündungen, Bluthochdruck, hohem Cholesterinspiegel, Harnblasenentzündung, Fettleibigkeit, mangelnder Nierenfunktion und bei der besseren Ausscheidung von Harnsäure helfen. Diesen Sud empfiehlt man auch als vaginales Antiseptikum (keimtötend), er unterstützt die Wundheilung, hilft bei Hautinfektionen sowie bei Verdauungs-, Leber- und Magenbeschwerden. Dies nutzt man heutzutage, um sich von Sodbrennen zu befreien, das durch zu stark gewürztes Essen hervorgerufen wird. Auch als leichtes harntreibendes und Abführmittel setzt man den Tee ein.

Die „Curanderos" aus dem peruanischem Amazonien verwenden den aus frischen Blättern gepressten Saft bei Augenentzündungen und -infektionen. Sogar Epilepsie soll der Saft aus zwölf Früchten, der fünf Tage lang zweimal täglich eingenommen wird, ausheilen können.

Die Bevölkerung von Cojedes (Bundesstaat Venezuelas) verwendet den Absud der Blüten als Abführmittel. Heiler in Kolumbien setzen Annatto als Gegengift bei Schlangenbissen ein.

Außerdem sollen die Samen das Abhusten von Schleim erleichtern.

Die kleinen Samen fördern u. a. die Verdauung und wirken antibakteriell.

---

[14] *bewirkt ein Zusammenziehen von Wunden*

Die Wurzeln wirken verdauungsfördernd und hustenstillend. Im Tierversuch wurde bislang die blutdrucksenkende Wirkung des Wurzelextrakts, die Wirkung als mildes Muskelrelaxans und die reduzierte Bildung von Magensaft nachgewiesen. Es scheint, dass der Wurzelextrakt auch eine Wirkung gegen bestimmte Bakterien hat. So wurde er 1995 erfolgreich gegen Syphilis eingesetzt. Dabei hatten auch Blüten- und Blätterauszüge einen antibakteriellen Effekt auf Escherichia coli und Staphylokokken.

Nachweisbar ist außerdem, dass der Tee – eine halbe Tasse, zwei- bis dreimal pro Tag – positive Auswirkungen auf Prostata- und Nierenprobleme hat sowie einen hohen Cholesterinspiegel und Bluthochdruck senkt. Die harntreibende Wirkung kann bei empfindlichen Menschen bereits bei sehr niedrigen Dosierungen auftreten, z. B. nach dem Verzehr einer Tüte Popcorn, denen Annatto als Farbstoff zugegeben war.

Da die Untersuchungen bzgl. der Wirkung auf den Zuckerhaushalt nicht eindeutig waren, wird Diabetikern von der Verwendung abgeraten. Es sollen auch schon Gebärmutterkontraktionen dadurch aufgetreten sein, daher ist die Pflanze bei Schwangerschaft kontraindiziert.

Traditionelles Rezept

Traditionell wird folgendes Rezept verwendet: acht bis zehn Blätter (ca. 5 g) in einem Liter kaltem Wasser aufweichen, dann etwa zehn Minuten kochen, stehen lassen und abgeseiht zwei- bis dreimal täglich eine Tasse davon trinken[15].

---

[15] *Informationen zu Bezugsquellen können kostenlos beim Leserservice des Verlags angefordert werden: NaturaViva Verlags GmbH, Leserservice Regenwald, Postfach 1203, 71256 Weil der Stadt/Deutschland, Telefax +49(0)7033/1380817.*

Barbasco (Lonchocarpus nicou auct.; Synonym: Deguelia utilis)

Barbasco gehört zur Ordnung der sogenannten Schmetterlingsblütenartigen (Fabales) und der Familie der Hülsenfrüchte (Fabaceae), wie unsere Bohnen und Erbsen auch. Es handelt sich um einen kleinen Baum oder Busch mit purpurnen Blüten. Die Pflanze bildet kleine, spitze, abgeflachte, rötliche Hülsenfrüchte, die drei bis vier Samen enthalten. Sie ist auch als Menico oder als Timin bzw. wissenschaftlich als Derris nicou oder Derris utilis (A.C.Sm.) Ducke bekannt und kann bis zu einem Meter hoch werden.

Barbasco ist z. B. in den Regenwäldern Ecuadors und Boliviens, vor allem jedoch in Peru und Surinam zu finden.

Medizinische Wirkungen

Die medizinischen Wirkungen der Pflanze sind zahlreich: Der Aufguss der Blüten wird gegen Husten genutzt, insbesondere bei völliger Verschleimung. Bei Mandelentzündung gurgelt man die verdünnte Barbascomilch, die durch Anritzen der Zweige gewonnen wird und unverdünnt giftig ist. Bei Bronchialkatarrh (einer Entzündung der Schleimhäute, die mit einer vermehrten Absonderung wässrigen oder schleimigen Sekrets verbunden ist) und Schnupfen saugen die Menschen des ecuadorianischen und bolivianischen Regenwaldes die verdünnte Flüssigkeit durch die Nase auf, die dazu in die Nasenlöcher geträufelt wird. Sogar gegen Kopfschmerzen soll die Pflanze helfen und durch Gurgeln die Atmung erleichtern. Zusätzlich hilft es gegen Durchfall.

Entsprechend der Überlieferung heilt Barbasco als Pflanzenpflaster oder heißer Umschlag die Hämorrhoidenbildung und bekämpft erfolgreich Schwellungen. Zu einer Creme verarbeitet, soll es rheumatische Beschwerden lindern.

Caihua (Cyclantera pedata Schardt.)

Abbildung Seite VII

Die Caihua gehört zur Familie der Kürbisgewächse (Cucurbitaceae). Die Einheimischen kennen sie auch unter der Bezeichnung Achoccha, Achocha, Achokcha, Achojcha, wilde Caigua/Caihua, Caygua, Korilla oder Quishiu. Die Pflanze wächst im feuchten und warmen Klima von Bolivien bis Mexiko, ursprünglich stammt sie aus Bolivien.

Die Caihua bildet Ranken aus, die bis zu fünf Meter lang werden können. Sie trägt weißliche bis grüne, beerenartige, oval-elliptische und flache Früchte, die mit einem scharfen Dorn besetzt sind. Das Fruchtfleisch besitzt einen köstlichen Geschmack und ist grün gefärbt. Die Caihua wird in Peru als Obst für die tägliche Ernährung genutzt. Auch die Blätter sind essbar und die Wurzeln werden zum Zähneputzen verwendet.

Medizinische Wirkungen

Die Urvölker verwenden sowohl die Blätter als auch die Früchte, die in rohem Zustand als wirkungsvolles Mittel gegen Zuckerkrankheit und bei Lungenproblemen eingesetzt werden. Der Saft soll gegen Ohrenentzündung helfen. Auch um den Cholesterinspiegel zu senken und als harntreibendes Mittel werden die Früchte ohne Samen eingesetzt. Die Blätter verwendet man äußerlich gegen Entzündungen und innerlich gegen Wurmerkrankungen (dazu wird ein Gramm zerquetschte Samen eingenommen).

Im Rahmen einer Studie nahmen 60 Teilnehmer die getrockneten Früchte in Kapselform ein. Nach einem Vierteljahr zeigte sich eine erhebliche Senkung des Cholesterinspiegels. Auch ein deutliche Rückgang der Triglyceride im Blut konnte nachgewiesen werden.

Entsprechend dieser Ergebnisse nutzt man bei Kreislaufbeschwerden die getrockneten oder gemahlenen Früchte in Kapselform. Man schreibt ihnen auch eine bedeutende Wirkung bezüglich der Reinigung der Arterienwände, bei Blutdrucksenkung und als Vorbeugung gegen Arteriosklerose zu[16].

Cali Cali Casha

Cali Cali Casha ist eine dornenbewehrte Liane und gehört zu der Pflanzenfamilie der Mimosaceae. Man findet sie z. B. im Amazonasgebiet Ecuadors.

Sie hilft bei Hauterkrankungen und Pickeln im Gesicht. Dafür werden die Blätter gekocht und zerquetscht auf die betroffenen Stellen gelegt bzw. diese Stellen damit ausgewaschen. Außerdem verwendet man sie zur Behandlung von Magenschmerzen.

Chanca Piedra (Phyllanthus niruri)

Der Name Chanca Piedra bedeutet „Steinbrecher". Die krautige Pflanze gehört zur Familie der Wolfsmilchgewächse (Eurphorbiaceae) und erreicht eine Wuchshöhe von 30 bis 40 cm. Sie hat kleine Blätter und weiße Blüten. Man findet sie im Regenwald Amazoniens und in anderen tropischen Gebieten wie auch auf den Bahamas, in Südindien und China.

Abbildung Seite VII

Die Pflanze wird im Regenwald gesammelt und nicht kultiviert. Ihre zahlreichen einheimischen Namen (Derriere Dos, Des Dos, Dugong anak, Feuilles la Fièvre, Makantowe, Memeniran, Meniran, Quebra Piedra, Quinina Criolla, Rami buah, Sasha Foster, Seed of the Leaf, Tamalak, Turi hutan – in Indien Pitirishi oder Budhatri) zeigen allein schon, dass die Pflanze eine

---

[16] *Informationen zu Bezugsquellen können kostenlos beim Leserservice des Verlags angefordert werden: NaturaViva Verlags GmbH, Leserservice Regenwald, Postfach 1203, 71256 Weil der Stadt/Deutschland, Telefax +49(0)7033/1380817.*

große Bedeutung in vielen Ländern hat. Verwendet wird ihr ganzer oberirdischer Teil mit Stängel, Blättern und Blüten (Herba phyllanthidi).

Medizinische Wirkungen

Wissenschaftlich abgesichert ist die Beseitigung von Gallenblasen- und Nierensteinen. Man fand heraus, dass ein Auszug der Pflanze die Entstehung der Substanz Kalziumoxalat[17] verlangsamt und dadurch die Steinbildung blockiert wird. Diese Fähigkeit wurde sogar bei sehr hohen, krankhaften Konzentrationen von Kalziumoxalat festgestellt. Auch eine krampflösende Aktivität der enthaltenen Alkaloide (s. Anhang: Lexikon) wurde von brasilianischen Forschern nachgewiesen. Die Substanzen entspannen die glatte Muskulatur, vor allem diejenige der Gallen- und Harnwege. Damit können bestehende Gallen- und Nierensteine ausgeschieden werden.

Wissenschaftlich bewiesen sind zudem leberschützende, schmerzstillende, harntreibende und blutdrucksenkende Wirkungen. Die Wirkstoffe der Pflanze reduzieren bei Diabetikern einen überhöhten Blutzuckerspiegel.

Der „Steinbrecher" gegen Schmerz und Bluthochdruck.

Die Untersuchungen zur Hepatitis B waren widersprüchlich, dafür scheint eine Anti-HIV-Wirkung hinreichend bewiesen und wurde in einem Medikament mit Namen Nirurisid umgesetzt.

Indigene nutzten dieses Gewächs zusätzlich bei Gonorrhö (Geschlechtskrankheit), Koliken, Durchfall, Fieber, Grippe, Gelbsucht, Tumoren, Scheidenentzündungen und Verdauungsstörungen bzw. -schwächen. Außerdem zeigte sich, dass es gegen Verkrampfungen, Viren und Bakterien wirkt, harntreibend, gegen Fieber, verdauungsfördernd, appetitanregend, gegen Blähungen und mild abführend. Die Pflanze wird zudem auch als Wurmmittel eingesetzt.

---

[17] *Aus den Kristallen von Kalziumoxalat bestehen die meisten Nieren- und Gallensteine.*

In Peru verwendet man sie bei Hepatitis (Leberentzündung) und Harnwegsentzündungen. Die brasilianische Naturheilkunde nutzt sie außerdem bei Gelenkschmerzen, Blasen- und Prostataentzündung. Sogar bei Diabetes, als Spasmolytikum (krampflösend) und Relaxans glatter Muskulatur – vor allem des Urogenitaltraktes – setzt man sie in Brasilien ein. In Indien verwendet man sie bei Asthma, Bronchitis, extremer Dehydration (Wasserentzug), Blutarmut, Gelbsucht und Tuberkulose. Man hat den Eindruck, dass es kaum eine Krankheit gibt, gegen die sie nicht wirkt, nicht zuletzt deshalb wurde so viel an ihr geforscht, um ihre wirksamen Stoffe zu finden. Indische und brasilianische Wissenschaftler waren dabei unter den ersten, da deren einheimische Bevölkerung die Pflanze bereits jahrhundertelang nutzt.

Durch seine zahlreichen Wirkungen erlangte das Kraut aus dem Regenwald Weltruhm. Bedeutend daran ist, dass bislang keine Nebenwirkungen auftraten und es als nicht gesundheitsschädlich gilt.

Traditionelles Rezept

Ein übliches Rezept für einen Aufguss: ca. fünf Gramm des Naturheilmittels in kaltem Wasser aufweichen, dann ca. zehn Minuten kochen, stehen lassen und zwei- bis dreimal täglich eine Tasse zu sich nehmen.[18]

---

[18] *Informationen zu Bezugsquellen können kostenlos beim Leserservice des Verlags angefordert werden: NaturaViva Verlags GmbH, Leserservice Regenwald, Postfach 1203, 71256 Weil der Stadt/Deutschland, Telefax +49(0)7033/1380817.*

Chinarindenbaum (Cinchona)

Abbildung Seite VIII

Chinarindenbäume stammen aus dem tropischen Südamerika und gehören zur Familie der Rötegewächse (Rubiaceae), es gibt über 40 verschiedene Arten. Die Rinde des Gelben Chinarindenbaums (Cinchona officinalis L.) enthält Chinin, doch auch andere Chinarindenbäume enthalten je nach Art unterschiedlich viel dieses Wirkstoffs.

Medizinische Wirkungen

Traditionell verwendeten Einheimische Rindenauszüge gegen Fieber. Die moderne Medizin nutzt das Chinin der Rinde als Malariamittel (Modellsubstanz für Malariamittel wie z. B. Chloroquin) und als Grundstoff für Medikamente gegen Herzrhythmusstörungen.

Aus dem roten Chinarindenbaum (Chinona pubescens) wird ein roter Naturfarbstoff gewonnen, zudem soll die Rinde gegen Blähungen helfen. Die Alkaloide (s. Anhang: Lexikon) der Rinde bestimmen deren Wirksamkeit, wobei Chinin nur eines neben Chinidin, Cinchonin und Cinchonidin ist. Neben ihren bereits beschriebenen Wirkungen regt die Pflanze wie alle Bitterstoffdrogen auch die Magensaft- und Speichelsekretion an. Daher wird sie auch bei Appetitlosigkeit und Völlegefühl eingesetzt.

Cinchona succirubra und Cinchona ledgeriana sind die in Indien und auf Java kultivierten Sorten.

Chuchuhuasa
(Maytenus macrocarpa R. & P. Bricquet)

Abbildung Seite VIII

Chuchuhuasa ist ein großer Baum im Regenwald Amazoniens, der bis zu 30 Meter hoch wird. Seine Blätter sind zehn bis 30 cm lang und die Blüten sind weiß. Die Rinde ist äußerst hart, schwer und hat eine braunrote Farbe. Der zur Familie der Baumwürger (Celastraceae) gehörende Baum wird bei den Einheimischen auch Chuchuhuasi, Chucchu Huashu, Chuchuasi und Chuchuasha genannt; botanisch existieren weitere Namen: Maytenus krukovii, M. ebenifolia und M. Laevis. Auch die Bezeichnung Heisteria pallida findet man. Die Pflanze mit dem unaussprechlichen Namen stammt aus Wildsammlungen. Generell werden Rinde, Blätter und Wurzel zur Behandlung eingesetzt.

Medizinische Wirkungen

Der indianische Name bedeutet „zitternder Rücken", er ist ein Hinweis auf seine Verwendung: Der Baum und seine Bestandteile werden seit Langem als Heilmittel gegen Rückenschmerzen eingesetzt. Aber auch gegen Arthritis und Rheuma findet er Verwendung. Aus der zermahlenen Rinde bereitet man zudem aphrodisierende Getränke – z. B. als „Urwalddrink" für Touristen.

Chuchuhuasa wird außerdem als Spasmolytikum (entspannt die Muskeln), Schmerzmittel und als immunologisches Stimulans verwendet. In Kolumbien kocht der Stamm der Siona kleine Rindenstücke (ca. 5 cm) in zwei Litern Wasser und lässt den Inhalt bis auf einen Liter eindampfen. Dieser Sud soll Arthritis und Rheuma heilen. In der peruanischen Heilkunde setzt man das Gewächs außerdem zur Heilung von Osteoarthrose, Bronchitis, bei Durchfällen, Hämorrhoiden und Menstruationsunregelmäßigkeiten und -schmerzen ein. Örtliche Heilpraktiker, sogenannte „Curanderos", nutzen Chuchuhuasa als allgemeines Stärkungsmittel. Gemeinsam mit anderen Naturpflanzen soll es helfen Krankheiten schneller zu heilen.

Die lange Anwendungszeit und die Effektivität der Pflanzenwirkung weckte auch das Interesse der Wissenschaftler. Bereits in den 1960er-Jahren wurde die stimulierende Wirkung von Blattauszügen auf das Immunsystem entdeckt, Forscher fanden Wirkstoffe gegen Hautkrebs und andere Tumorformen.

Die Hilfe des „Baumwürgers" gegen Rückenschmerzen und verspannte Muskeln.

Spezielle Substanzen (Alkaloide; s. Anhang: Lexikon) wurden isoliert, von denen man annahm, dass sie für die Wirksamkeit bei Arthritis und Rheuma verantwortlich seien. Man fand aber auch heraus, dass diese Alkaloide die Bildung eines speziellen Enzyms (s. Anhang: Lexikon) im Körper hemmen. Es ist an einer ganzen Reihe krankhafter Prozesse beteiligt (u. a. Arthritis, Asthma, Gehirntumor, Krebs, Herz- und Gefäßerkrankungen). Auch in der Wurzel wurden spezielle Wirkstoffe (sog. Makrocarpine) gefunden, die das Krebswachstum reduzieren sollen.

Weitere Substanzen aus der Gruppe der Sesquiterpene haben sich als Mittel gegen Leishmaniose (eine fieberhafte Tropenerkrankung, die durch eine Einzellerart – Leishmania spec. – hervorgerufen wird) bewährt.

Als Nebenwirkung all dieser Stoffe konnte man bislang nur bei empfindlichen Personen allergische Reaktionen beobachten.

Einheimische Quechua-Frauen nutzen die Pflanze als Verhütungsmittel. Dafür wird der Pflanzensaft der inneren Rinde genutzt. Dieser wird mit etwas Wasser gemischt und drei bis vier Tage lang vier Gläser davon getrunken. Da die empfängnisverhütende Wirkung nach der Einnahme längere Zeit anhält, kann die Frau erst wieder nach vier Monaten schwanger werden.

Zusätzlich ist eine abtreibende Wirkung des Saftes in den ersten drei Wochen der Schwangerschaft möglich.[19]

---

[19] *Informationen zu Bezugsquellen können kostenlos beim Leserservice des Verlags angefordert werden: NaturaViva Verlags GmbH, Leserservice Regenwald, Postfach 1203, 71256 Weil der Stadt/Deutschland, Telefax +49(0)7033/1380817.*

Copaiba-Baum (Copaifera spp)

Diese Baumart, die 15 bis 30 Meter hoch wird, gehört zur Ordnung der sogenannten Schmetterlingsblütenartigen (Fabales) und zur Familie der Hülsenfrüchte (Fabaceae). Es sind bisher 25 bis 35 Arten bekannt. Die Ureinwohner bezeichnen den Baum auch als Cobaiba, Copal, Matisihuati, Matidisdisguate und sein Öl als Aceite de Palo oder Basamo de Copaiba. In Europa wurde Copaiba bereits 1625 bekannt, als Jesuiten ihn aus der Neuen Welt mitbrachten. Das Öl erhielt damals die Bezeichnung „Jesuitenbalsam". Man findet den Baum im Regenwald des tropischen Südamerikas.

Copaiba kann nachhaltig genutzt werden: Es wird ein Loch in den Baum gebohrt, aus dem pro Pflanze vier bis sechs Liter Harz bzw. Öl in einem Zweijahresintervall gewonnen werden kann. Dabei sind dieselben Zapfstellen immer wieder verwendbar.

Bislang gibt es keine Plantagen, das dürfte sich aber aufgrund seiner Verwendbarkeit als Dieselersatzstoff möglicherweise ändern.

Mit dem „Jesuitenbalsam" gegen Entzündungen.

Das Öl oder der Balsam, den man aus dem Baum gewinnt, hilft bei Halsinfektionen, Bronchitis, Atembeschwerden, beim Reinigen von Wunden bzw. bei der Wundheilung und Harnwegsinfektionen. Entsprechend gilt das Öl in den Regenwäldern Südamerikas schon lange als natürliches Antibiotikum. Es hat entzündungshemmende Eigenschaften und soll sogar gegen Tetanus helfen. Darüber hinaus kräftigt es ein strapaziertes Nervensystem, verleiht Energie und Stärke, stimmt gelassen und fröhlich, wirkt aufbauend und allgemein kräftigend. Auch gegen Müdigkeit und Abgespanntheit soll es helfen.

Außerdem gilt Copaiba-Öl als schmerzlindernd und gut für den Magen-Darm-Bereich, auch bei chronischem Durchfall. In der peruanischen Volksmedizin wenden es die Heiler generell

Medizinische Wirkungen

gegen Erkältung, Hämorrhoiden und Nagelpilz im Anfangsstadium an. Der Schamane – auch als Baumschamane bezeichnet – Don Pedro aus Peru setzt das Flüssigharz des Baumes sogar erfolgreich bei Morbus Crohn oder bei noch geschlossenen Magengeschwüren ein. Es soll angeblich auch Helicobacter – den Erreger von Magengeschwüren – abtöten. Tumorhemmende Eigenschaften werden ihm nachgesagt. „Curanderos" in Peru setzen ihn äußerlich und innerlich bei Hautkrebs ein. Wissenschaftliche Laborversuche erbrachten den Nachweis über wachstumshemmende Eigenschaften bei Leukämie sowie bei Brust- und Darmkrebszellen.

Die einheimischen Curanderos verabreichen fünf bis 15 Tropfen des Baumharzes zwei- bis dreimal täglich, vermischt mit lauwarmem Wasser oder einem Teelöffel Honig oder Joghurt. Nach indianischer Tradition trägt man den Balsam auch auf entzündete Hautstellen auf. Dies soll die Narbenbildung positiv beeinflussen. Mischt man das Harz Körperölen bei, pflegt und schützt Copaiba die Haut (s. a. Andiroba, Seite 63), zusätzlich setzt man es zur Behandlung von Schuppen ein. In Peru werden Produkte mit klarer Flüssigkeit bis hin zu einer dunkelbraunen Färbung angeboten. Leider wird es vielfach mit bis zu 40 % anderen Ölen oder Glyzerin gestreckt, um den Gewinn zu erhöhen. Im Amazonasgebiet wird es in Kapseln angeboten.

Cupuaçu (Theobroma grandiflorum)

Der „alternative" oder „wilde" Kakao stammt aus den tropischen Tiefland-Regenwäldern, die unterhalb von 400 Metern am unteren Amazonas liegen. Die Pflanzenart gehört zu den Malvengewächsen und zur Kakaofamilie. Es handelt sich um einen Baum, der in der Wildnis bis zu 20 Meter hoch werden kann.

Die Pflanzen wachsen im Schatten höherer Bäume und sind gegen Austrocknung sehr empfindlich. Kurze Überschwemmungen werden vertragen, jedoch darf sich das Wasser nicht stauen.

Aufgrund der Nutzung ist diese Pflanze im ganzen Amazonasbecken sowie vereinzelt bis nach Costa Rica anzutreffen. Der ursprüngliche Lebensraum wird durch Waldrodung sowie durch den Bau des Tucuruí-Staudamms (im brasilianischen Bundesstaat Pará) immer kleiner.

Seine Früchte sind wichtige Regenwaldfrüchte, die indigenen Völkern sowie den Tieren des Regenwaldes als Nahrung dienen. Sie haben einen cremigen, „tropischen" bzw. exotischen Geschmack.

Die Samen können ähnlich genutzt werden wie die des verwandten Kakaos (Theobroma cacao). Die Pflanze hat aufgrund ihres Bedarfs an Halbschatten ein Potenzial zur naturnahen Bewirtschaftung amazonischer Regenwaldgebiete. Dennoch scheint es schwierig, den Begriff „Cupuaçu" im Produkt zu führen, denn die Rechtsanwälte der ASAHI Foods Co. Ltd. drohten bereits einer Firma, die Cupuaçu-Gelee in Deutschland verkaufte, wegen der Namensnutzung „Cupuaçu" auf dem Label mit Geldstrafen in Höhe von 10.000 US $.[20]

Der großblütige Kakao aus dem Tiefland des Amazonas-Regenwalds.

Man nutzt die Samen gegen Bauchschmerzen. Der von Schamanen gesegnete Cupuaçusaft soll schwierige Geburten erleichtern. Die Cupuaçubutter wirkt antibakteriell und wird daher zur Wundheilung verwendet (zu seiner Verwendung mit Andiroba s. Seite 65). Das Fett von Cupuaçu macht die Hautoberfläche geschmeidig.

Medizinische Wirkungen

---

[20] siehe www.amazonlink.org/biopiraterie/cupuacu.htm

Cuti Cuti (Asplenium lunulatum Sw.)

Bei Cuti Cuti handelt es sich um ein Farnkraut, das an schattigen und feuchten Stellen im Regenwald – u.a. an den östlichen Andenabhängen –, aber auch in Afrika wächst. Von den Einheimischen wird Cuti Cuti auch nur Cuti, Kumu-Kumu, Raqui-Raqui oder Shapumbila genannt. Wissenschaftlich existieren folgende Namen: Asplenium gracile Pappe & Rawson, Syn. fil. Afr. Austr. und Asplenium erectum Bory ex Willd. var. Gracile.

Zum Verzehr und für Heilmittel wird der gesamte oberirdische Teil der Pflanze verwendet.

Medizinische Wirkungen

Von den Ureinwohnern Kolumbiens, Ecuadors, Venezuelas und Boliviens wird die Pflanze zum Schleimlösen und als Hustenmittel verwendet. Auch zur Regulation des Blutzuckerspiegels, zum Schutz der Leber sowie zur Unterstützung der Verdauung und des Stoffwechsels wird sie eingesetzt.

Traditionelles Rezept

Rezept für einen Aufguss oder Tee: 5 g der getrockneten, gemahlenen Pflanze mit einem Liter heißem Wasser übergießen und im Laufe des Tages dreimal 200 ml des Tees trinken.[21]

---

[21] *Informationen zu Bezugsquellen können kostenlos beim Leserservice des Verlags angefordert werden: NaturaViva Verlags GmbH, Leserservice Regenwald, Postfach 1203, 71256 Weil der Stadt/Deutschland, Telefax +49(0)7033/1380817.*

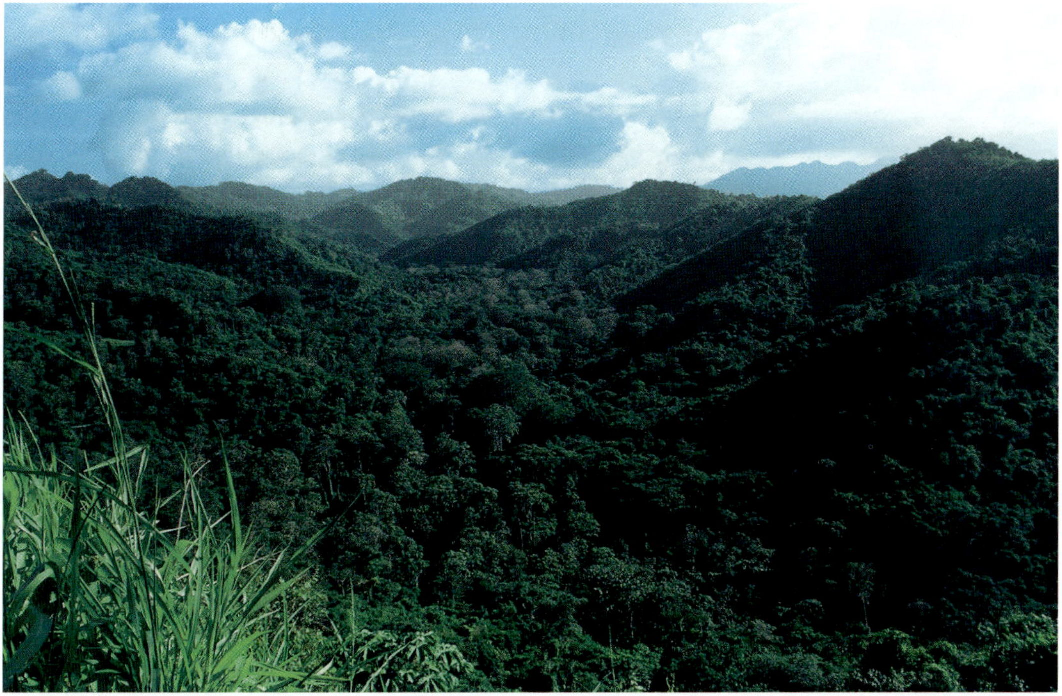

Bergnebelwald auf der Halbinsel Paría im Norden Venezuelas – eines der Schutzprojekte der Tropenwaldstiftung OroVerde.

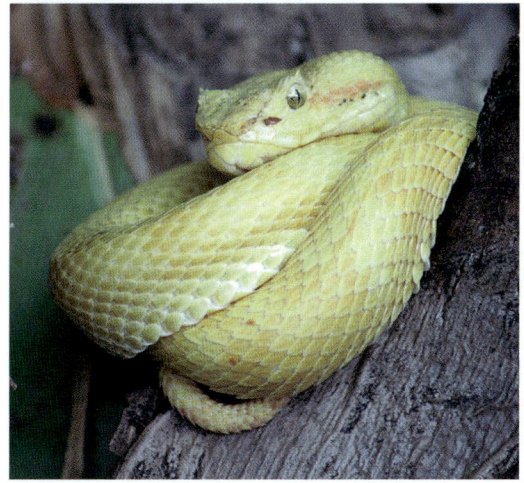

Die „Schlange im Paradies" ist in diesem Fall nicht das Tier.

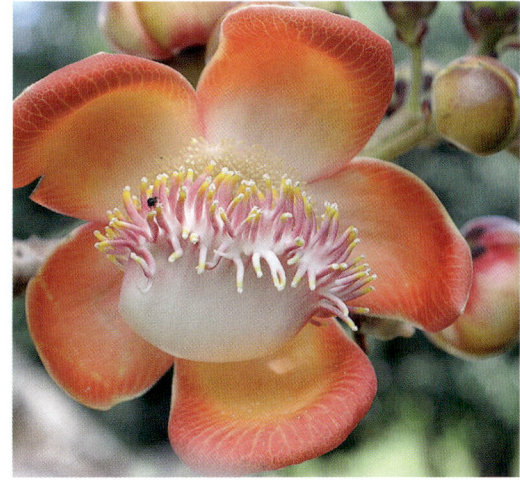

Flora und Fauna im Regenwald Costa Ricas sind von beeindruckender Vielfalt.

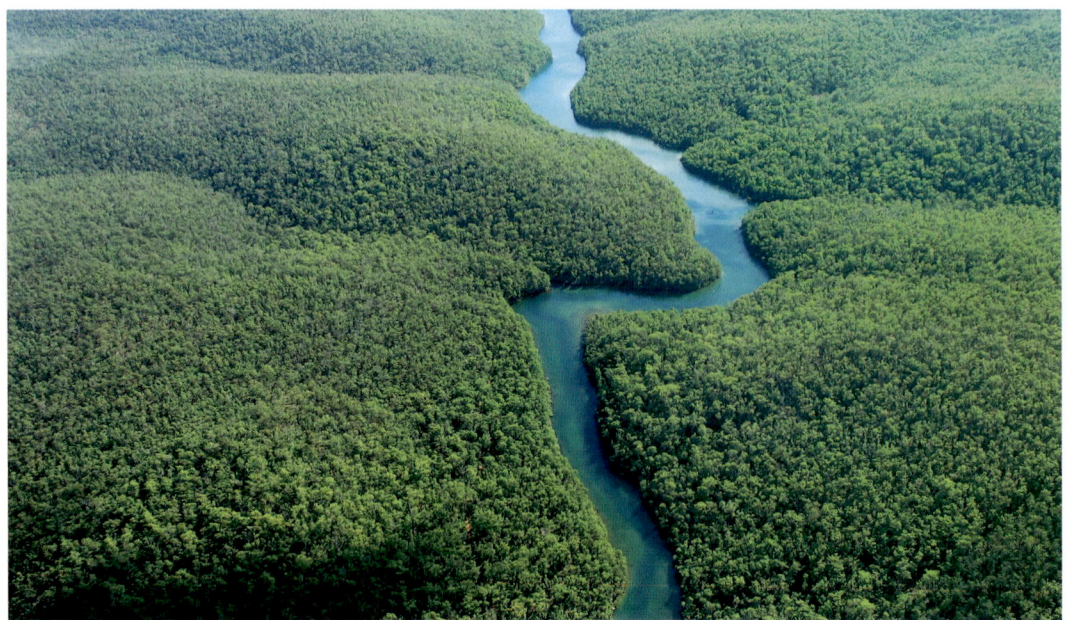

Das Amazonasgebiet in Brasilien bietet noch viel Unerforschtes…,

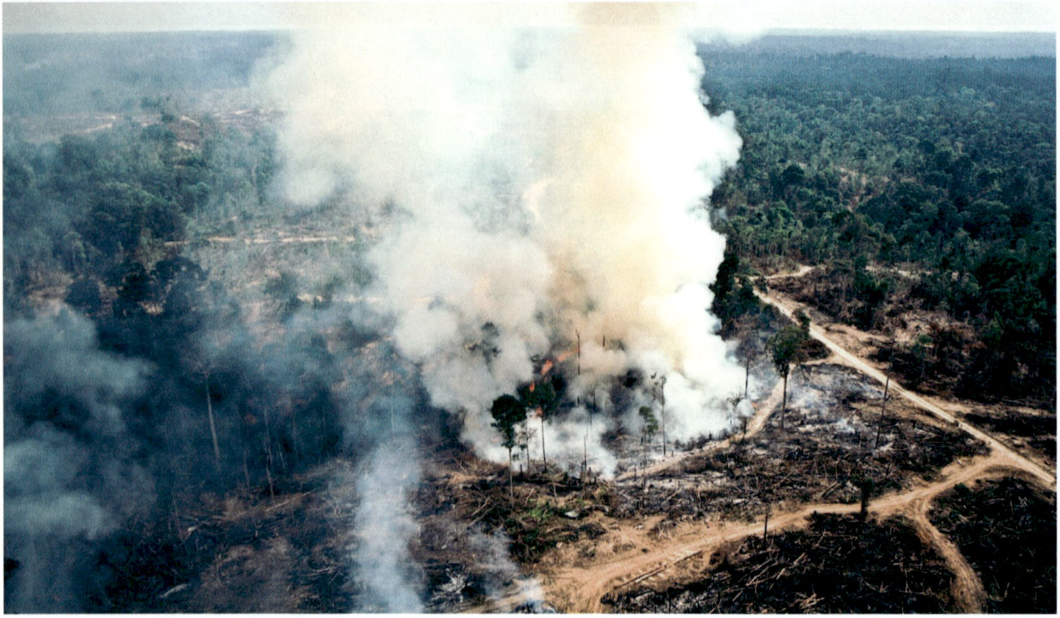

… dennoch ist sein Bestand durch Brandrodung noch immer bedroht.

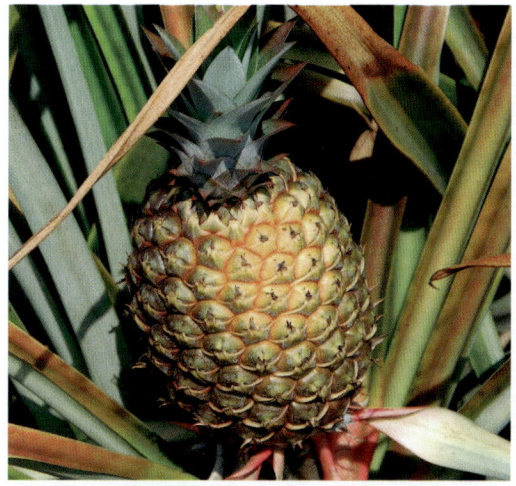
Die Ananas liefert viele wertvolle Enzyme für unsere Gesundheit.

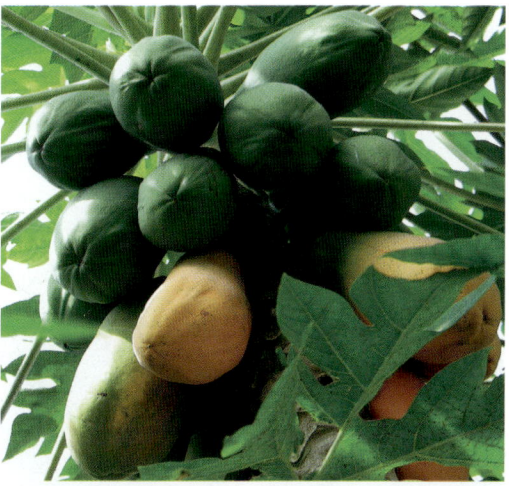
Papayas sind ebenfalls leckere Früchte aus dem Regenwald.

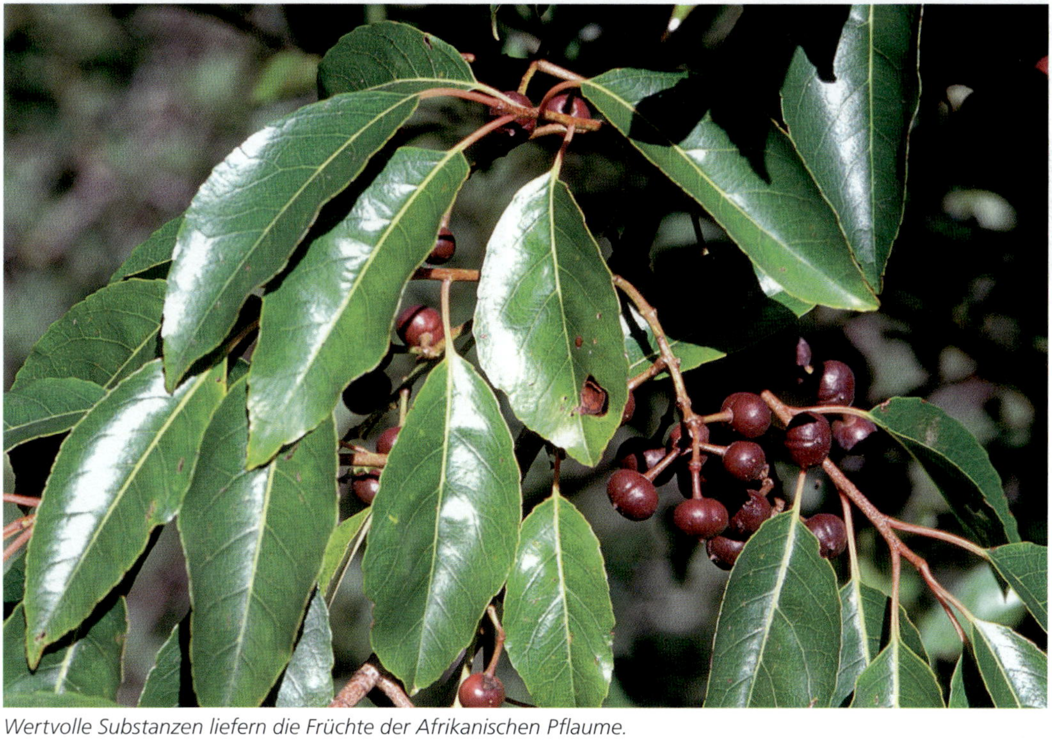

Wertvolle Substanzen liefern die Früchte der Afrikanischen Pflaume.

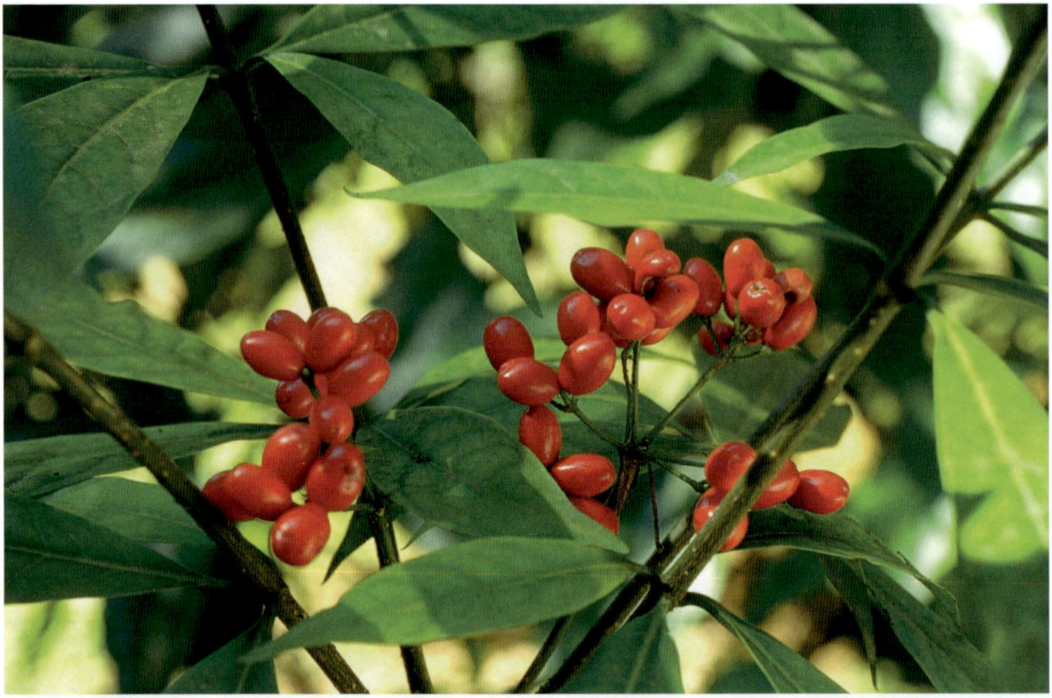

Die Indische Schlangenwurzel hat leuchtend rote Beeren, die Wirkstoffe für Medikamente werden aus ihren Wurzeln gewonnen.

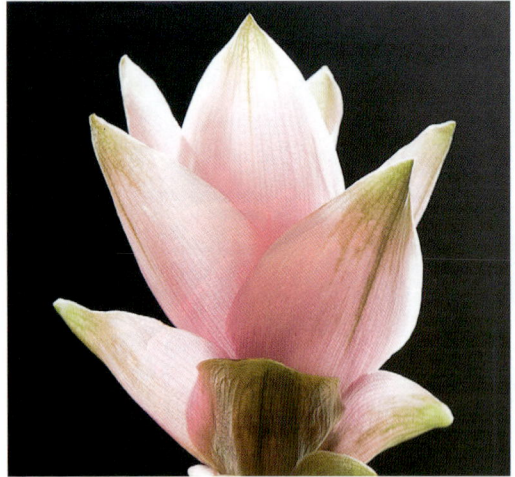

Blüte der Kurkumapflanze, wegen der auffällig leuchtend-gelben Wurzeln auch Gelbwurz genannt.

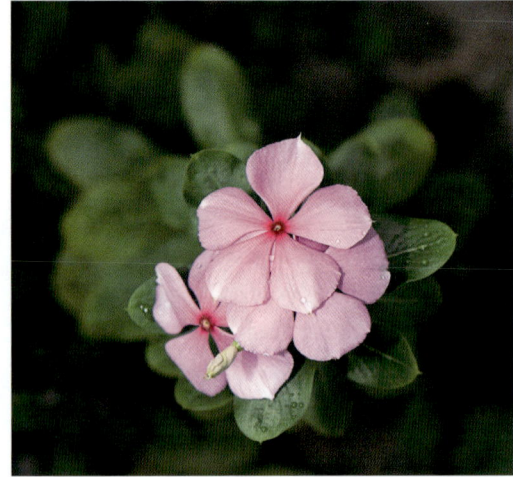

Das Madagaskar-Immergün ist heute in allen Regenwäldern zu Hause.

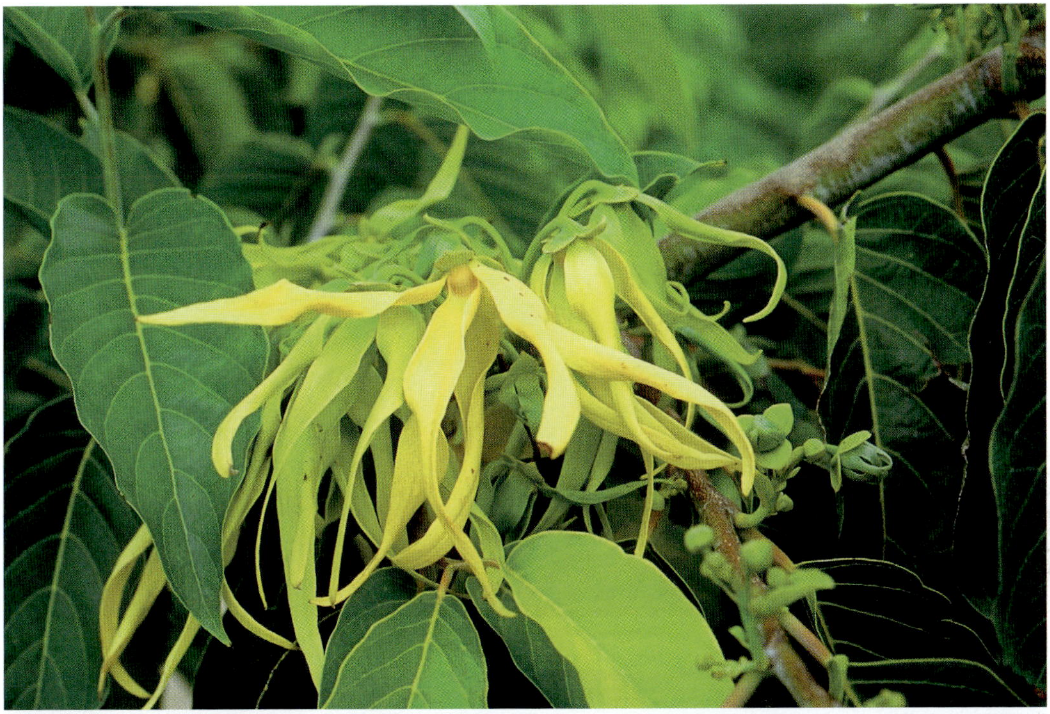

Die Blüten des Ylang-Ylang-Baums verströmen einen betörenden Duft.

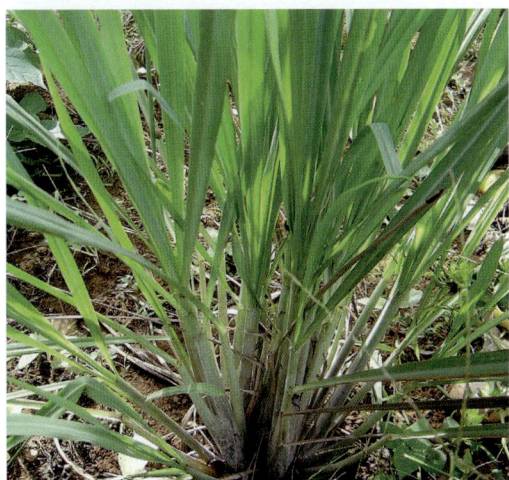

Der frische Duft des Zitronengrases vertreibt Insekten und fördert die Konzentration.

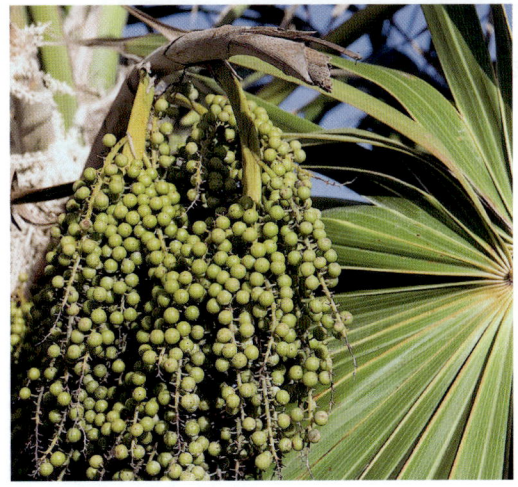

Unreife Früchte der Kohlpalme – auch Açaí genannt –, die im Amazonasgebiet Brasiliens beheimatet ist.

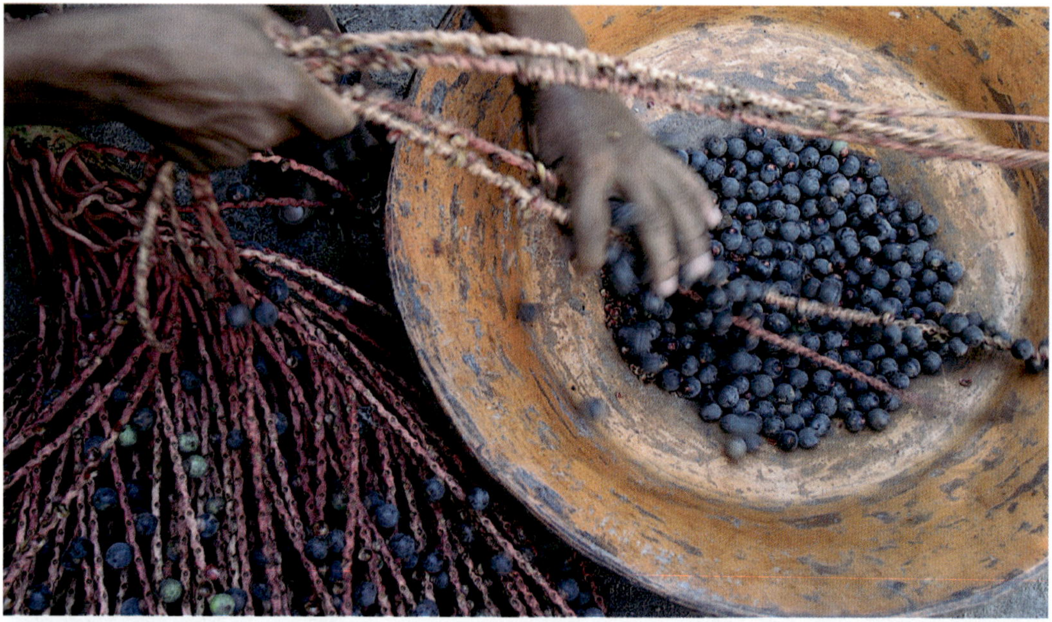

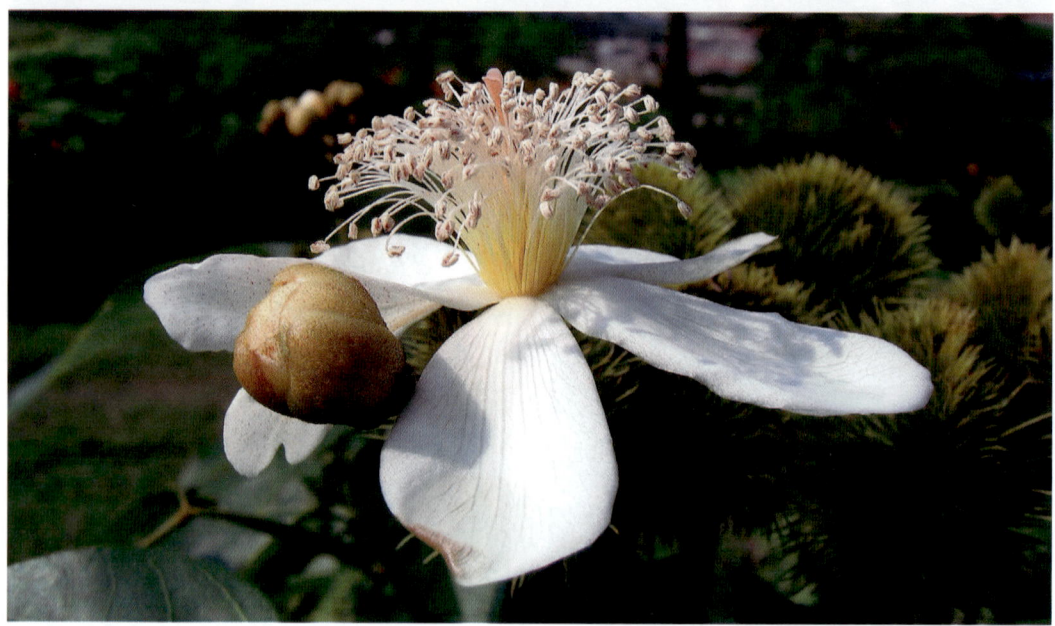

Reife Açaífrüchte werden von Hand geerntet und zu Saft, Püree und Eis verarbeitet.

Auffallende Blüte des Annattostrauchs.

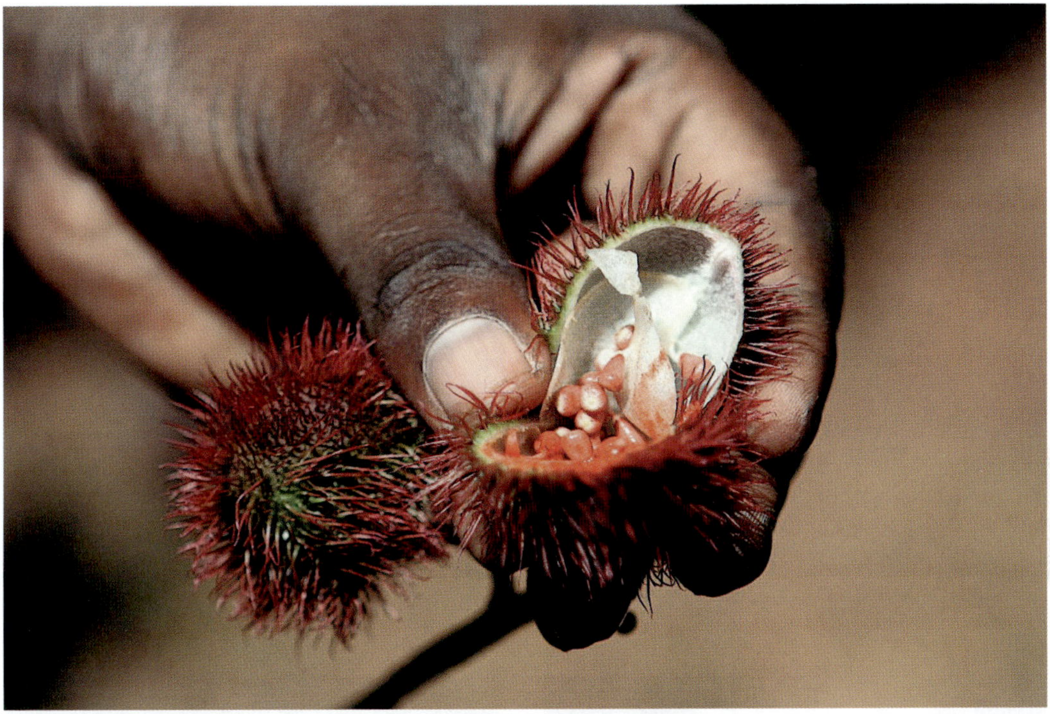

Die Samen aus den Früchten des Annattostrauchs färben kräftig rotorange.

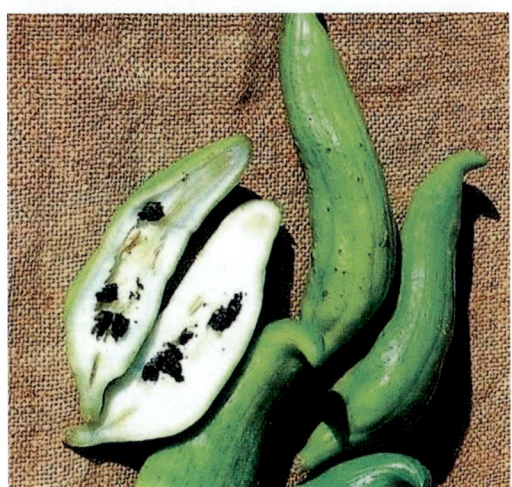

Die Früchte der Caihuapflanze besitzen ein köstliches Fruchtfleisch.

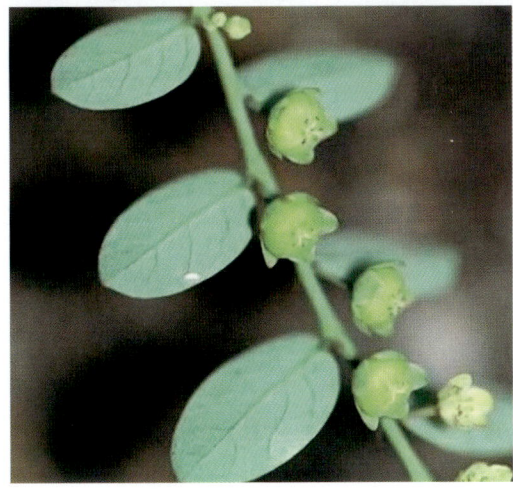

Vom Wolfsmilchgewächs Chanca Piedra (Steinebrecher) werden Stängel, Blätter und Blüten verwendet.

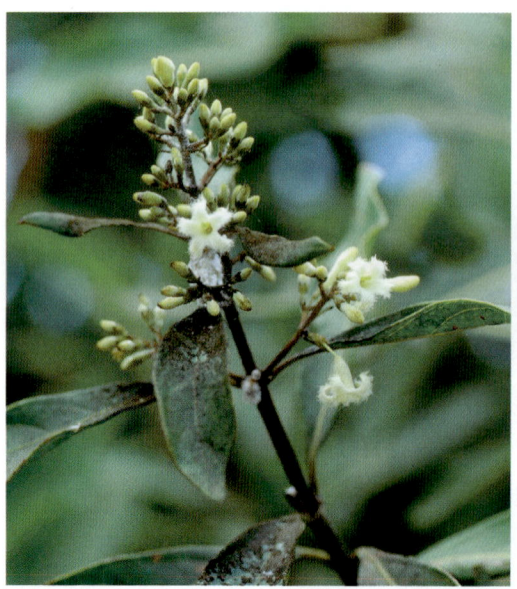
Die weißen Blüten des Chinarindenbaums, von dessen Rinde Auszüge hergestellt werden.

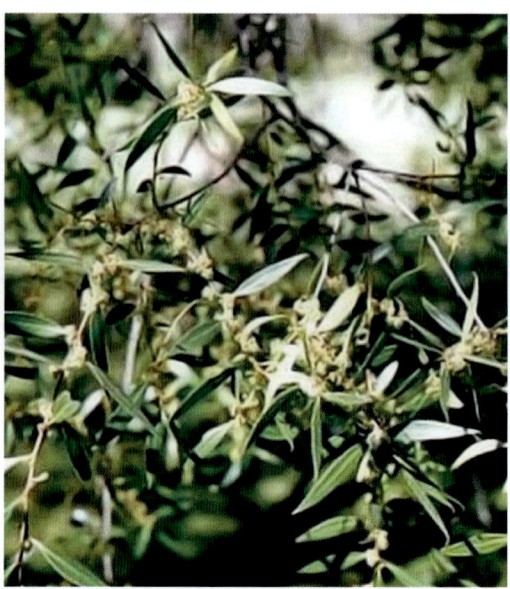
Die Wirkstoffe von Chuchuhuasa helfen unter anderem bei Rückenschmerzen.

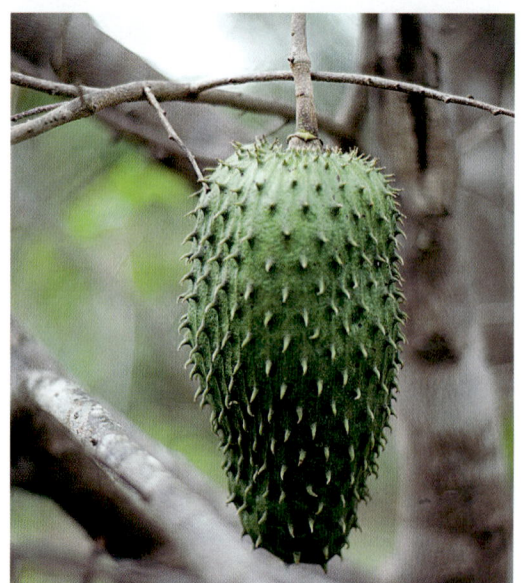
Reife Frucht des Guanábanabaums, die auch als Graviola bekannt ist.

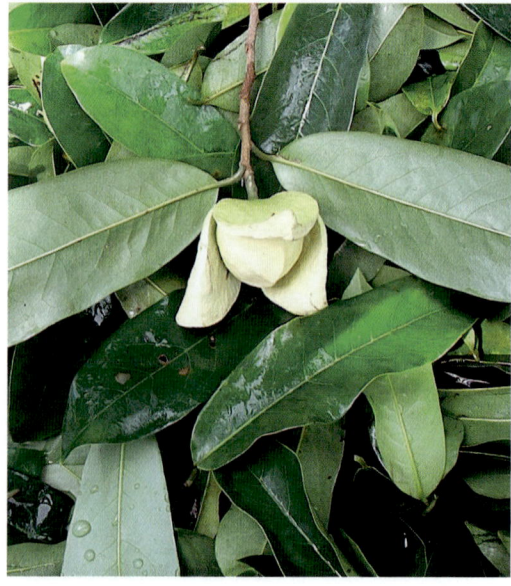
Von Guanábana werden auch die Blätter, Samen, Rinde und Wurzeln verarbeitet.

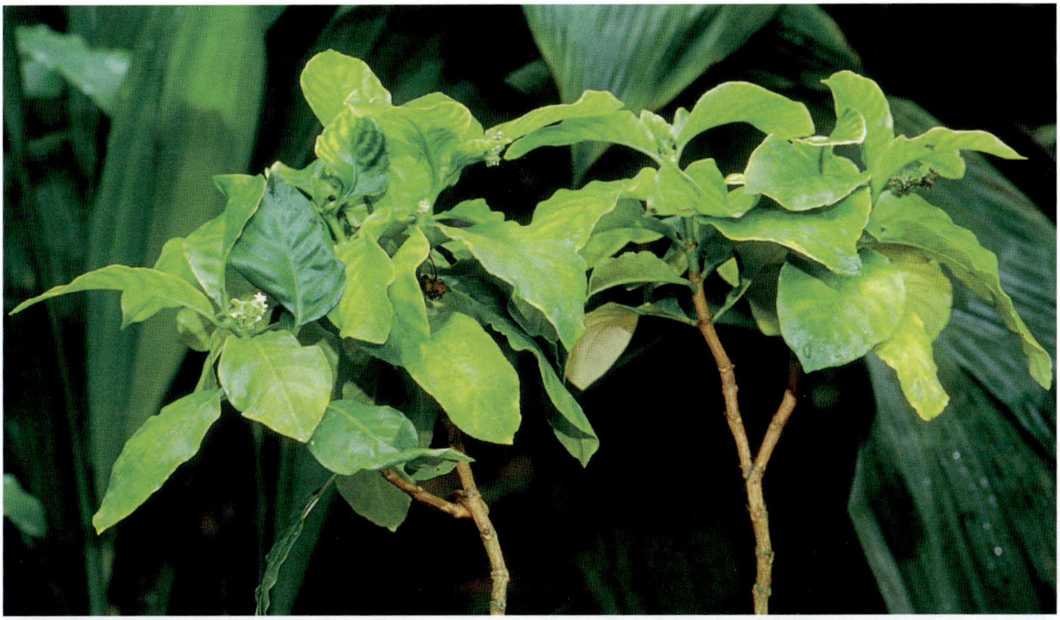

Blüten und Blätter von Ipecacuanha, aus dessen Wurzel ein starkes Brechmittel gewonnen wird.

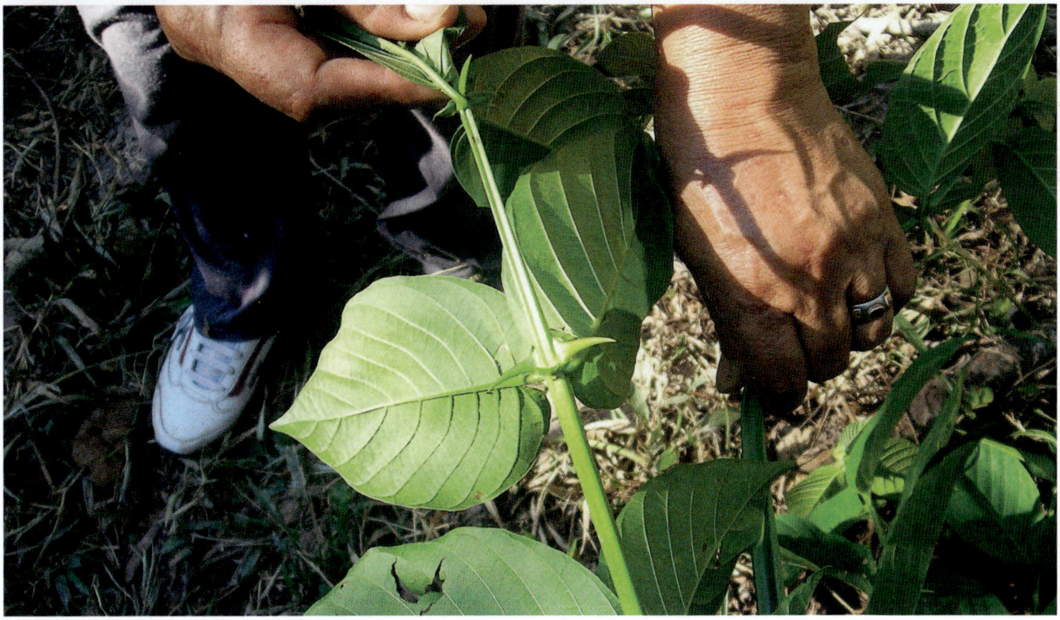

Die Anordnung der Pflanzenstacheln geben dem Katzenkrallendorn seinen Namen.

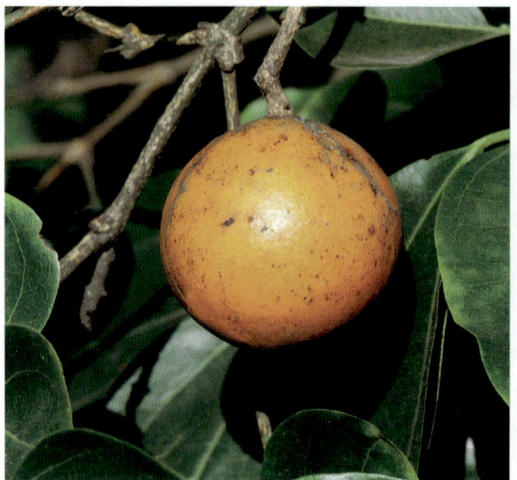
Aus der Brechnuss (im Bild) und aus dem Knorbelbaum gewinnen die Indigenen ihr Curare-Jagdgift.

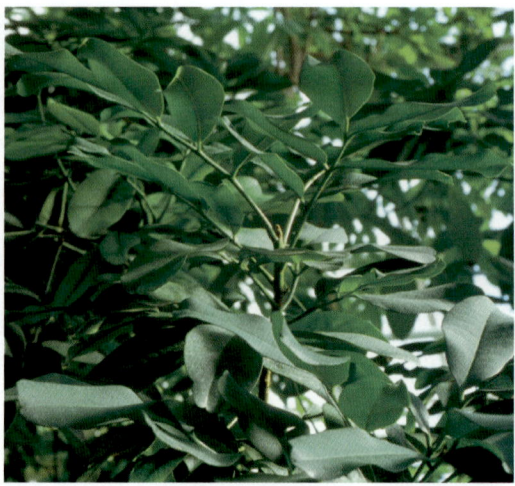
Die Blätter der Jaborandipflanze liefern extrem stark wirkende Stoffe für Medikamente.

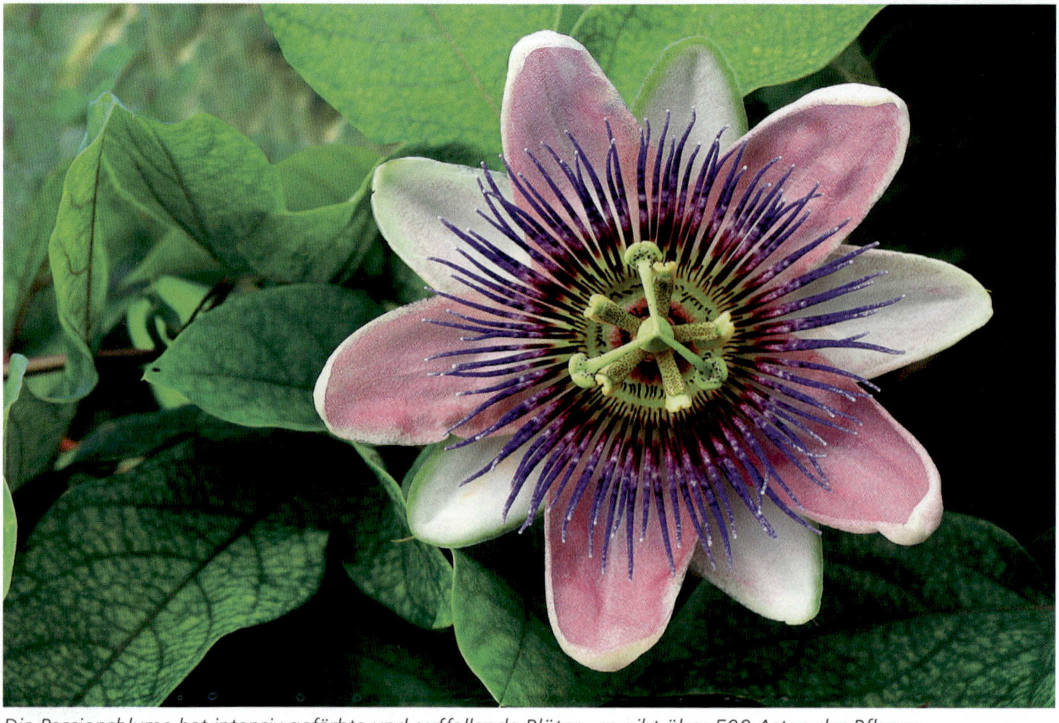

Die Passionsblume hat intensiv gefärbte und auffallende Blüten, es gibt über 500 Arten der Pflanze.

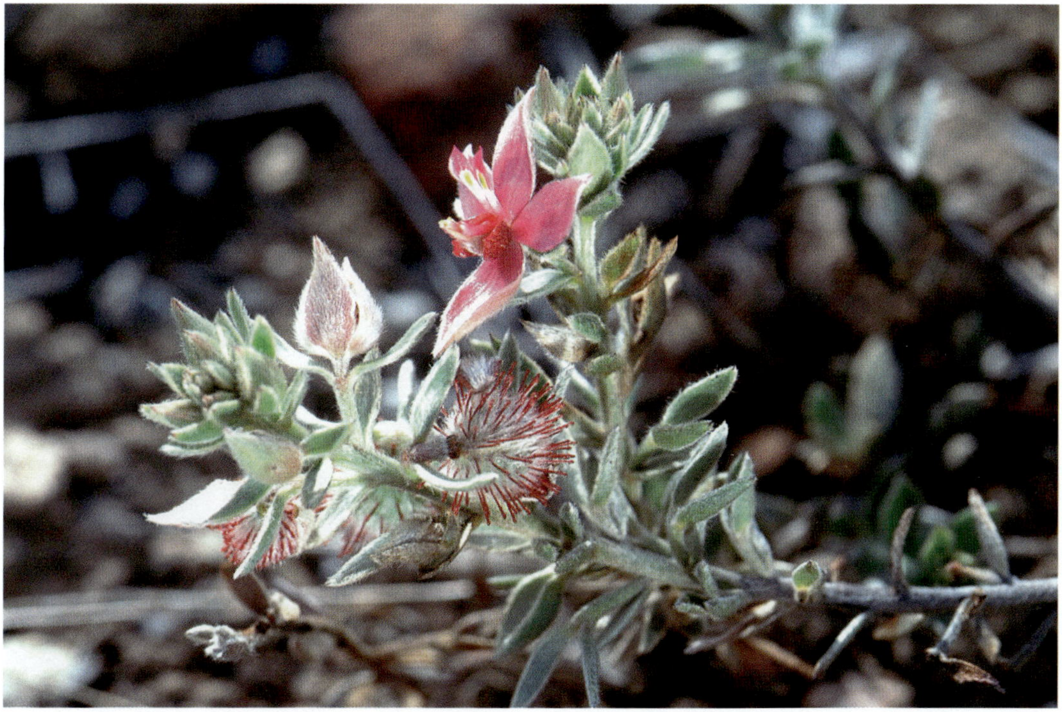

Die Wurzeln von Ratanhia werden geerntet, der kleine Busch besitzt zarte Blüten.

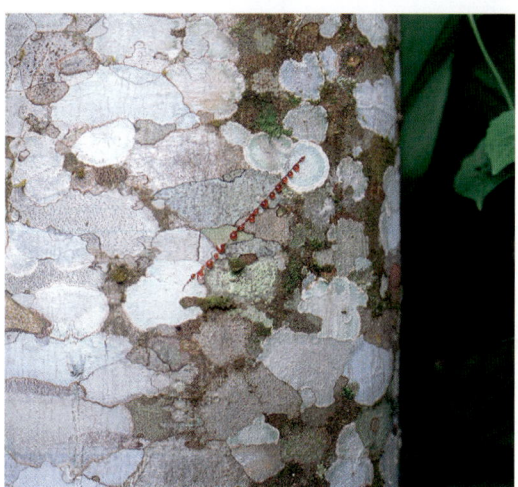

Aus der angeritzten Rinde des Crotonbaums tritt das „Drachenblut" hervor, das gezapft wird.

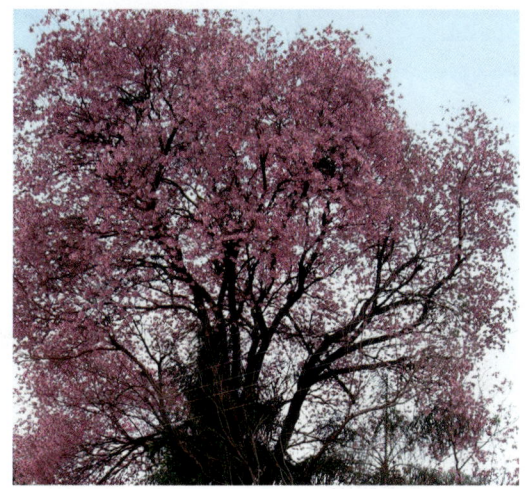

Lapachobäume blühen wunderschön, als Tee und Heilmittel wird die innere Rinde verwendet.

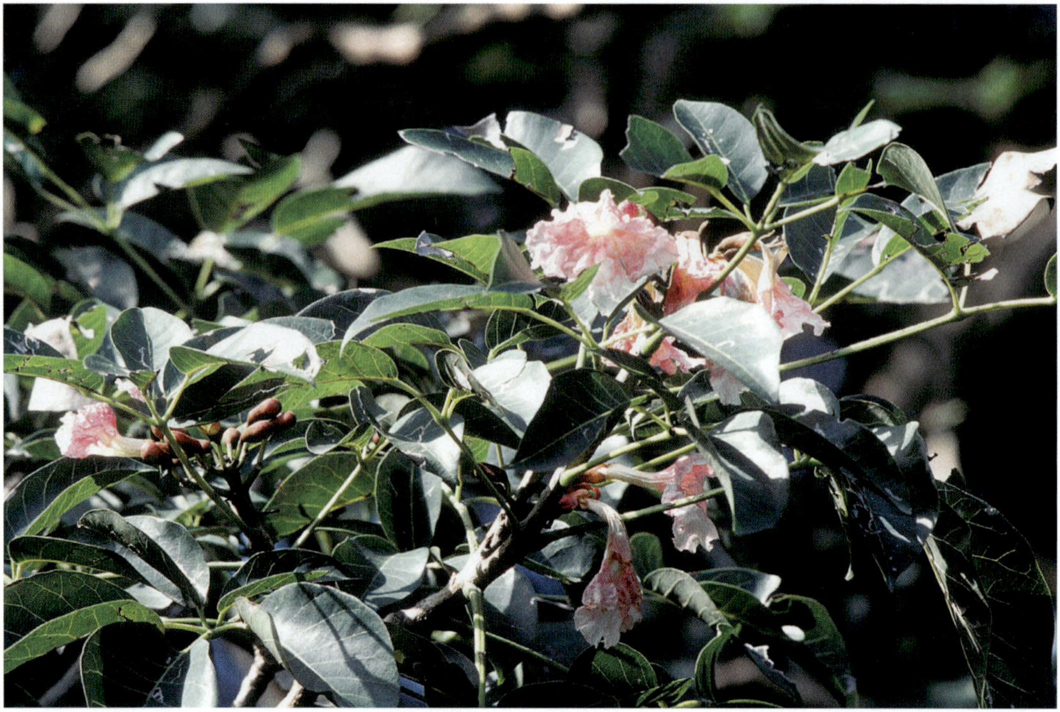

Die Blüten von Tawari, der zur Familie der Trompetenbaumgewächse gehört.

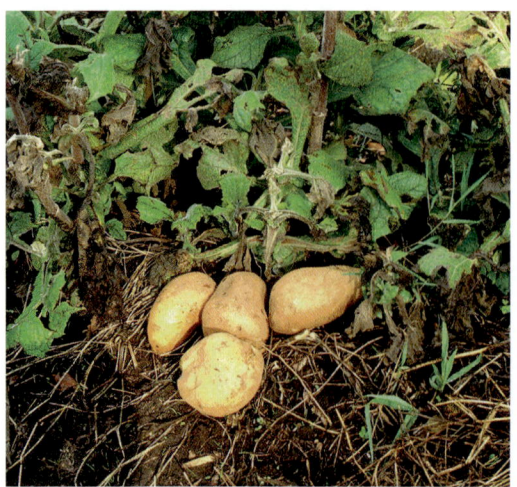

Die essbaren Wurzeln von Yacón wurden schon vor der Zeit der Inkas genutzt.

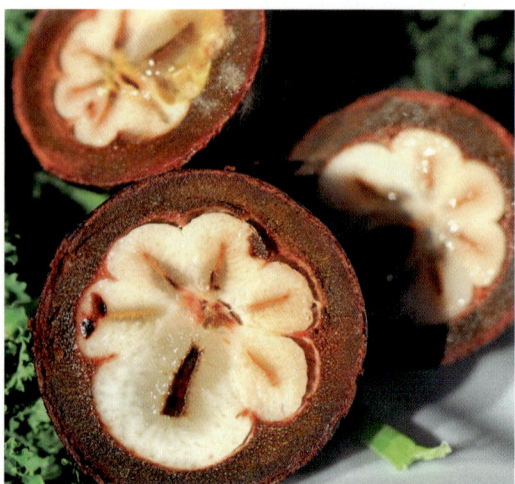

Das weiße, auffallend geformte Fruchtfleisch der Mangostane wird gerne für exotische Desserts verwendet.

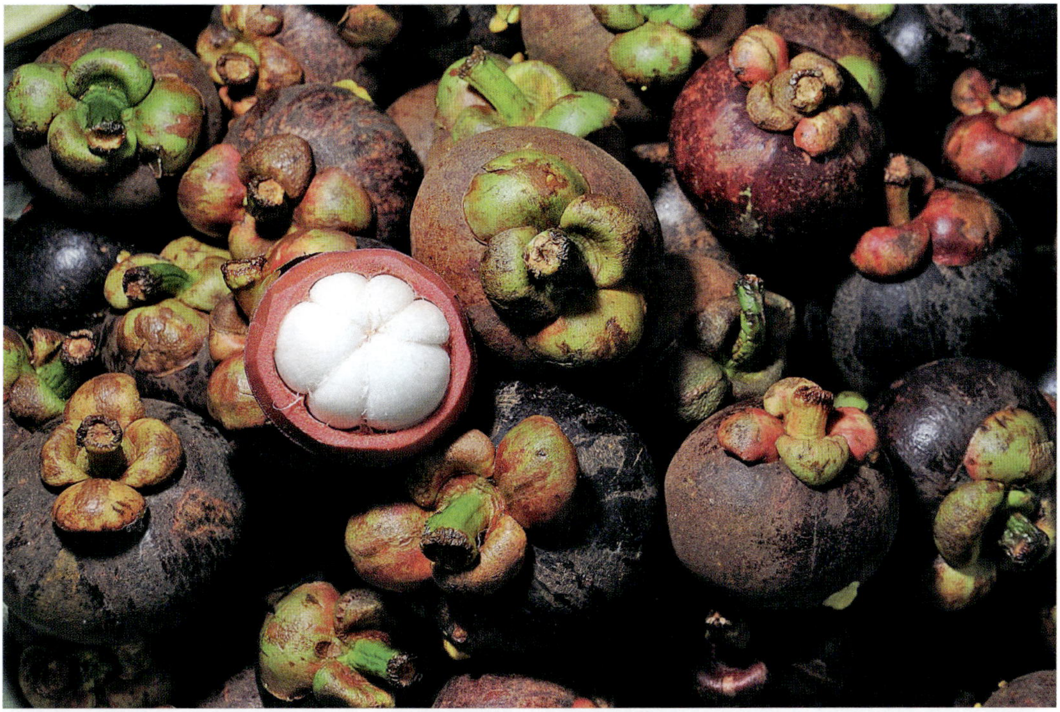

Blätter, Schale und Fruchtfleisch der Mangostane finden Verwendung.

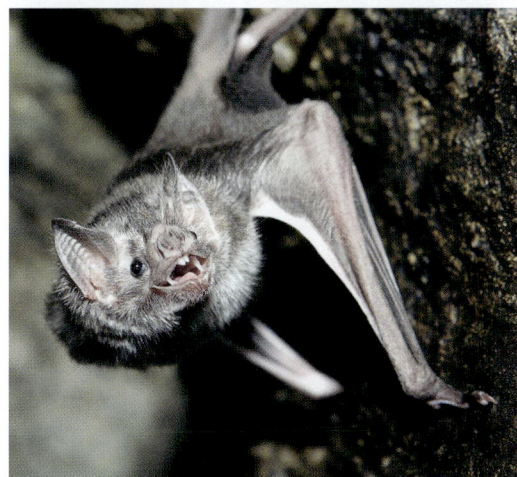

Vampirfledermäuse produzieren einen Speichel, der Stoffe zur Auflösung von Blutgerinnseln liefert.

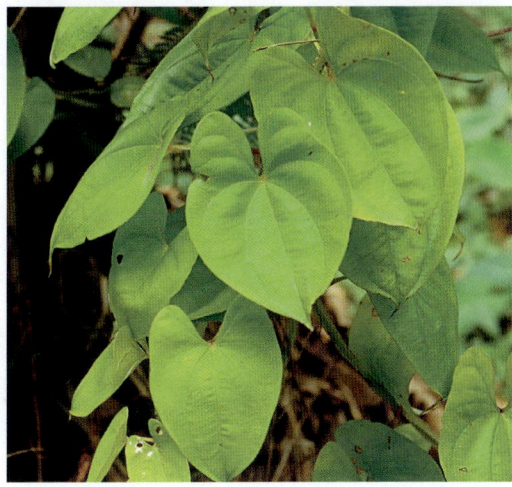

Ca. 850 Kletterpflanzenarten haben Yamswurzeln. Für die Frauenheilkunde ist Wild Yam aus Mexiko interessant.

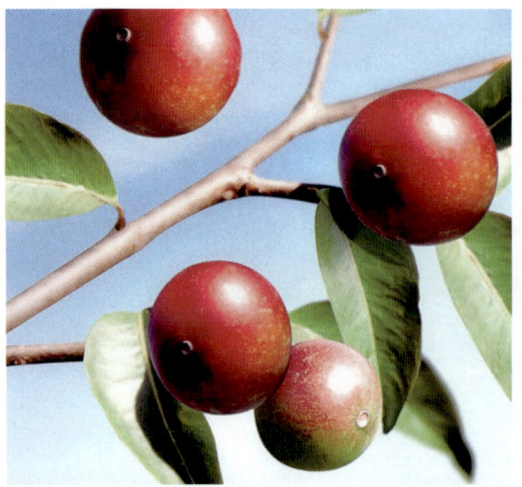

Die Camu-Camu-Früchte stammen von einem im Quellgebiet des Amazonas heimischen Myrtengewächs.

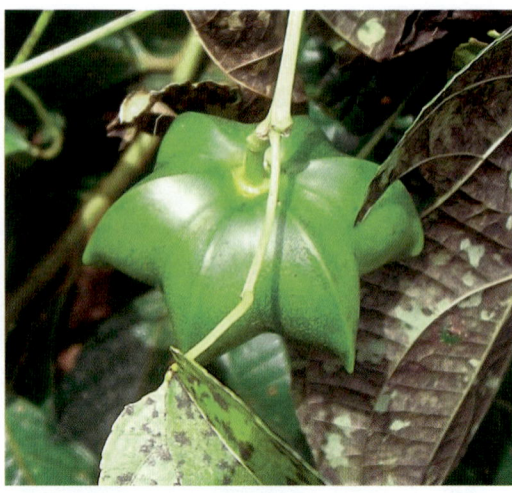

Aus den Samen der mit auffälligen Früchten versehenen Sacha Inchi wird ein hochwertiges Öl gewonnen.

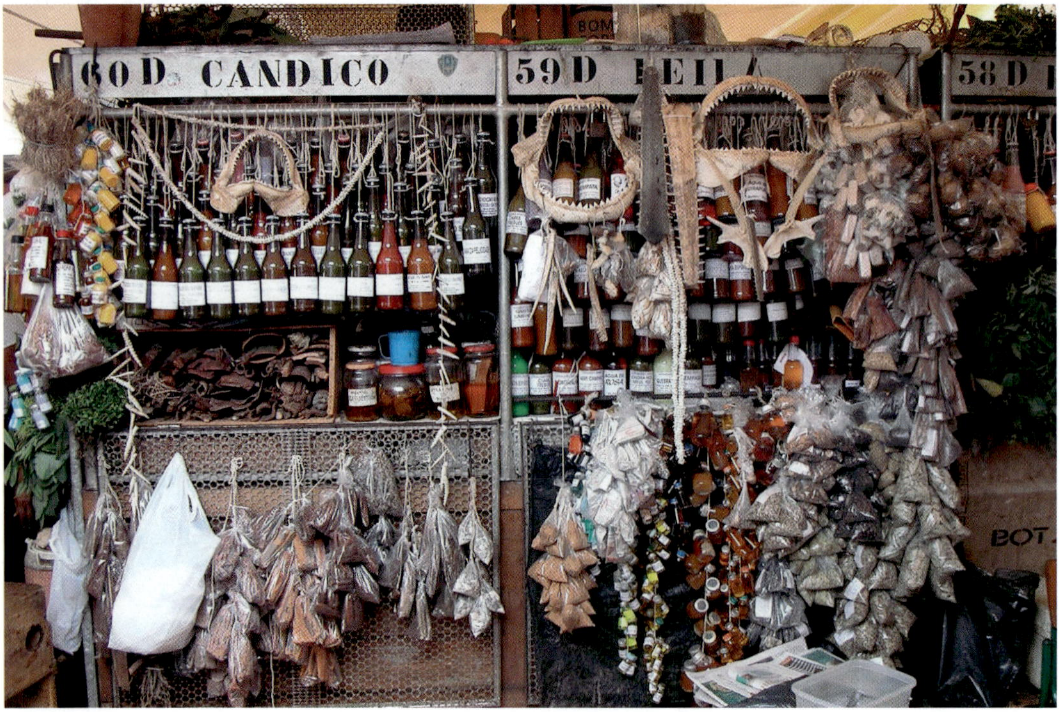

Stände mit Naturapotheken findet man in den Regenwaldgebieten auf jedem Markt.

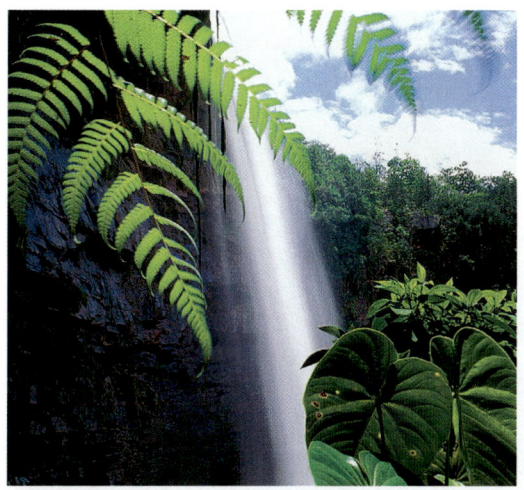
Wasserfall im Regenwald Venezuelas.

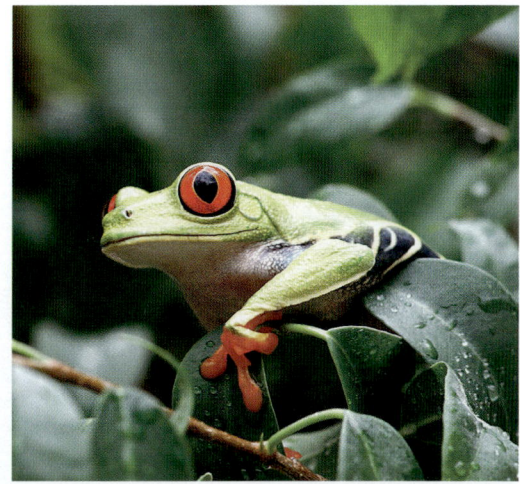
Die Fauna der Regenwälder birgt Beispiele für Farbenfreude, wie hier den Rotaugenlaubfrosch.

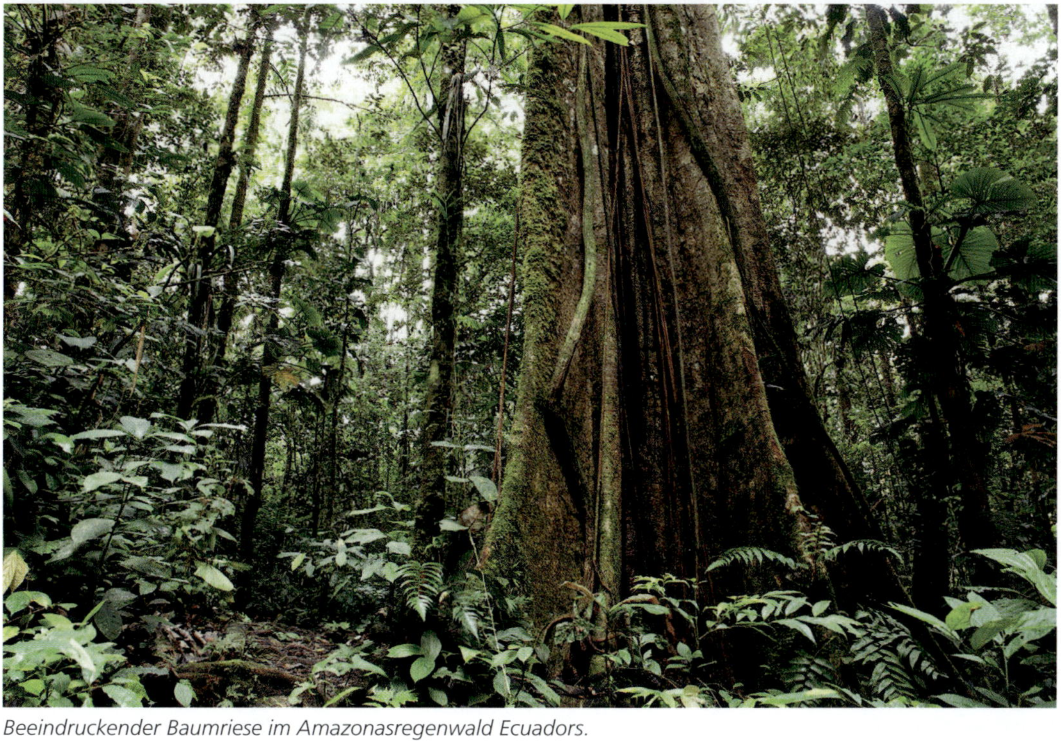

Beeindruckender Baumriese im Amazonasregenwald Ecuadors.

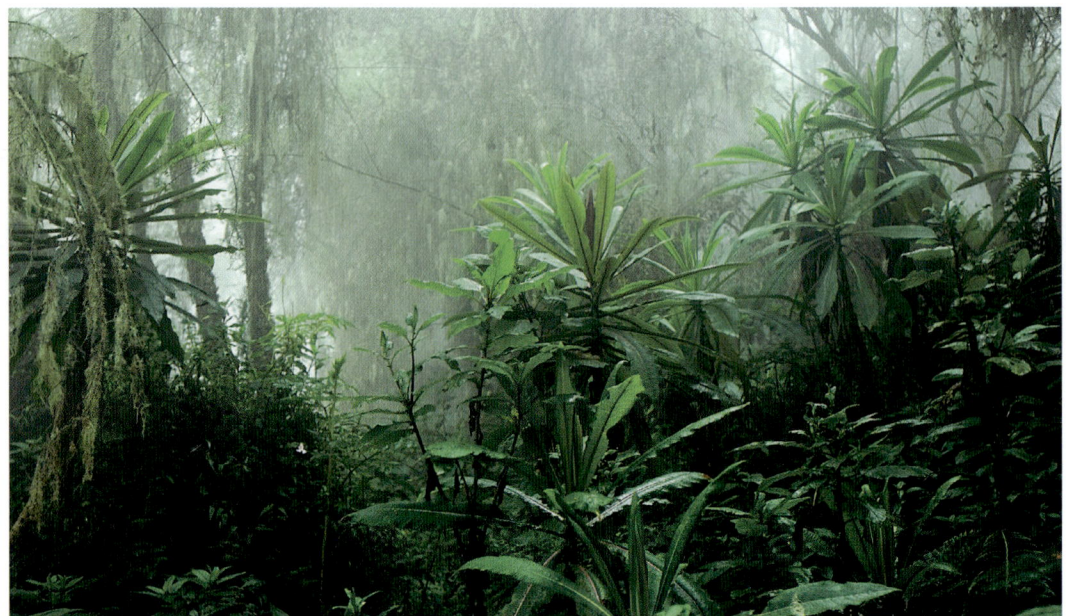

Tropischer Nebelwald in Zentralafrika.

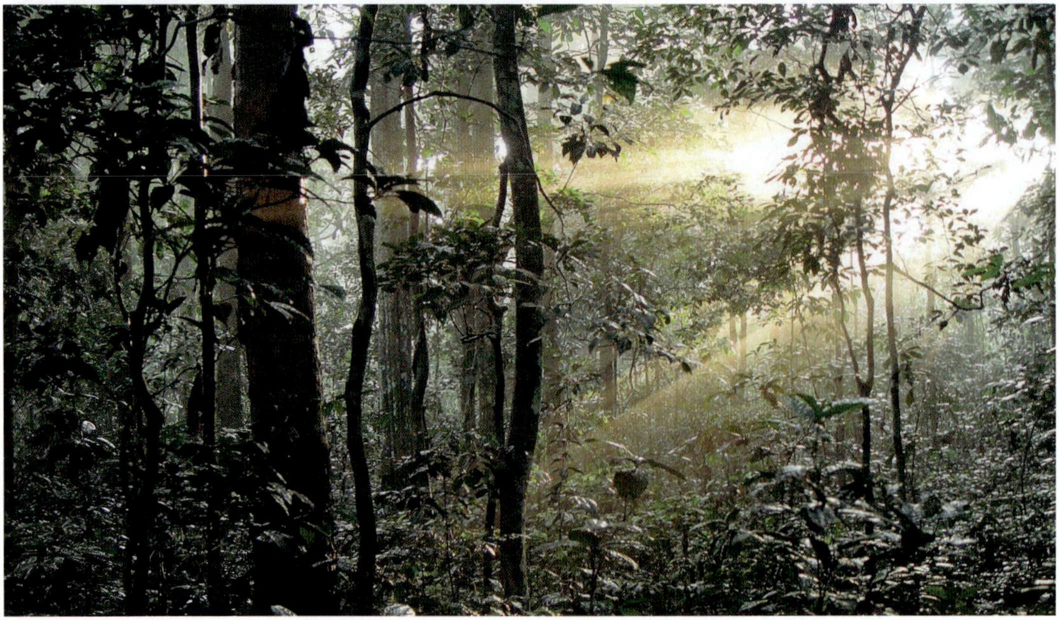

Lichtimpressionen aus dem kongolesischen Regenwald, in dem dank WWF Schutzgebiete eingerichtet wurden.

Gelber Zimt (Ocotea glaziovii)

Die Pflanze gehört zur Familie der Lorbeergewächse (Lauraceae) und ist in tropischen sowie subtropischen Regionen Zentral- und Südamerikas vertreten. Die aus der Rinde und den Blättern extrahierte Substanz Glaziovin wird als Antidepressivum eingesetzt.

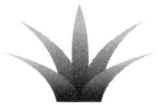

Guanábana/Graviola (Annona muricata L.)

Guanábana ist ein kleiner, aufrechter, immergrüner Baum, der eine Wuchshöhe von fünf bis sechs Metern erreichen kann und zur Familie der Annonaceae gehört. Man findet ihn in den wärmsten Gebieten Nord- und Südamerikas inkl. Amazonien, aber auch auf Jamaika, Haiti und in Westindien. Die Einheimischen nennen die Pflanze auch Durian bengala, Guanaba, Guanábano, Guanavana, Huanaba, Nanka blanda, brasilianische Papaya, Soursop, stachliger Cachiman, stachliger Corossol oder Togebanreisi.

Abbildung Seite VIII

Von der Pflanze wird alles verwendet: Blätter, Früchte, Samen, Rinde und Wurzeln. Die essbaren, im Durchmesser 15–20 cm großen Früchte, haben ein weißes Fruchtfleisch. Sie werden auf den örtlichen Märkten verkauft. Das Fruchtfleisch ist leicht sauer und eignet sich ausgezeichnet zur Herstellung von Getränken, aber auch unverarbeitet kann man die rohen Früchte genießen.

Früchte und Saft werden gegen Darmwürmer und andere Parasiten verzehrt sowie zur Fieberlinderung, Erhöhung der Muttermilchproduktion nach der Geburt und gegen Durchfall eingesetzt. Gemahlene Samen verwendet man gegen äußere Parasiten wie z. B. Läuse. Rinde, Blätter und Wurzeln wirken beruhigend, gegen Muskelverspannungen und blutdrucksenkend. Der daraus hergestellte Tee soll bei den verschiedensten Beschwerden helfen.

Medizinische Wirkungen

Im peruanischen Amazonien setzt man die Pflanzenbestandteile auch bei Diabetes ein. Im brasilianischen Amazonien wird der Blättertee hingegen bei Leberbeschwerden verwendet. Das Öl der Blätter und die rohen Früchte werden mit Olivenöl vermischt und äußerlich bei nervlich und arthritisch bedingten Schmerzen und Rheuma angewandt. Darüber hinaus sollen Rinde oder Blätter den Herzrhythmus regulieren, bei Husten, Grippe, einer komplizierten Geburt, Asthma und Schwäche helfen.

Forschungsergebnisse Bereits seit den 1940er-Jahren forscht man an der Pflanze. Besonders intensiv wird eine Stoffgruppe untersucht, die sogenannten Annonacen-Acetogenine, die nur in der Familie der Annonaceae vorkommen. Die Pflanze bildet diese natürlichen Verbindungen in Blättern, Stängeln, Rinde und Samen. Wissenschaftlich bestätigt wurde, dass diese Stoffe beträchtliche tumorhemmende Eigenschaften und eine spezifische Wirkung gegen verschiedene Krebszellenarten haben, ohne die gesunden Zellen zu schädigen. Sogar bei niedrigen Dosierungen (1 ppm[22]) sollen manche Acetogenine bereits wirken. Die besondere Wirkung gegen Krebs beruht auf der Hemmung enzymatischer Prozesse (Enzyme, s. Anhang: Lexikon), die nur in den Membranen (s. Anhang: Lexikon) der Tumorzellen ablaufen, deshalb schaden sie gesunden Zellen auch nicht. Inzwischen gibt es auf die Acetogenine zahlreiche Patente.

Besonders wirksam scheinen die Annonacen-Acetogenine allerdings gegen Prostatakrebs zu sein. Erfreulicherweise helfen die Substanzen gerade gegen Tumore, die sich als resistent gegenüber den üblichen Krebsmedikamenten gezeigt haben. Inzwischen konnte sogar der biochemische Mechanismus der wertvollen pflanzlichen Inhaltsstoffe nachvollzogen werden. Als wirksam

---

[22] = *Parts per Million; entsprechend einem Teil in einer Million*

erwiesen haben sie sich gegen Lungen-, Brust-, Pankreas- und Dickdarmkrebs, ebenso beim Lymphom. Forscher aus Taiwan teilten 2003 mit, dass der wichtigste Acetogenin-Annonacin-Wirkstoff außerdem gegen Eierstock-, Gebärmutter-, Harnblasen- und Hautkrebszellen wirken soll.

Aber damit nicht genug: Annonacen-Acetogenine, die in Graviola und anderen Pflanzen der Annona-Gattung vorkommen, sollen die Infektion mit HIV unterdrücken können. Nicht umsonst hat man diese Wirkstoffe in das Kontrollprogramm gegen Aids des Nationalinstituts für Gesundheit an der Purdue-Universität (Indiana, USA) eingeschlossen.

Das Problem bei der Krebsforschung sei, so die Firma Oro verde GmbH, dass natürliche Substanzen nicht patentierbar sind. Daher muss der Naturstoff so verändert werden, dass zumindest die Mischung geschützt werden kann. Oft konnte man jedoch schon feststellen, dass die Veränderung einer natürlichen Substanz die Antitumoreigenschaft zum Erliegen brachte.

Aufgrund des mangelnden Patentschutzes der natürlichen Substanz wurden bereits Forschungen an anderen natürlichen Substanzen eingestellt – ihre Wirkung ist eben zu natürlich. Die Lösung dafür wäre, dass nicht Firmen ein derartiges Medikament entwickeln (und dafür viel Geld ausgeben müssen), sondern die entsprechenden Länder selbst. Ansonsten verspielt man die Möglichkeiten, die diese Substanzen (mehr als 40 festgestellte natürliche Acetogenine inkl. Annonacin) für Kranke und Krebspatienten bieten.

Um die Probleme zu umgehen, warten manche Patienten und Naturheilkundler nicht ab, sondern verwenden natürliche Blätter und Stängel der Guanábana als Ergänzungsheilkur in ihrer Krebstherapie.

Neue Wirkstoffe aus der Natur gegen AIDS und Krebs.

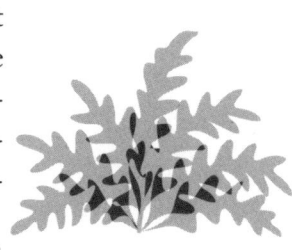

Vorsicht, Nebenwirkungen!

Während die Acetogenine hilfreich sind, scheinen andere Substanzen nicht so positiv zu wirken. Einige Alkaloide (s. Anhang: Lexikon) der Pflanze haben eine schädigende Wirkung auf Nerven gezeigt. Die Forscher vermuten nun, dass genau diese Substanzen eine ungewöhnliche Form der Parkinsonkrankheit zur Folge haben, die man in denjenigen Gebieten fand, in denen die Samen als Wurmmittel genutzt werden. Deshalb sind Samen und Wurzeln der Graviola nicht zu empfehlen.

Man geht bei Graviolablättern von einer wirksamen Dosis von zwei bis drei Gramm, drei- bis viermal am Tag aus.

Bei der Verwendung von Guanábana sollte man bei gleichzeitiger Einnahme von Bluthochdruckmedikamenten und Antidepressiva vorsichtig sein, da die Wirkung verstärkt werden kann. Auch mit sogenannten MAO-Hemmern[23] können Wechselwirkungen auftreten. Vor einer Anwendung ist daher immer ein Arzt oder erfahrener Therapeut zu konsultieren.

Da sich im Rahmen von Tierversuchen auch eine Wirkung auf die Gebärmutter gezeigt hat, sollten schwangere Frauen auf die Einnahme der Pflanze verzichten. Im Labor wurden zudem antimikrobielle Wirkungen belegt, das heißt: die Substanzen töten unter Umständen Bakterien und Pilze im Darm, die wir zur Verdauung benötigen. Eine langfristige Einnahme könnte also dazu führen, dass nützliche Bakterien im Verdauungstrakt absterben. Entsprechend sind probiotische und verdauungsfördernde Enzyme zu empfehlen, falls die Graviola-Kur länger als 30 Tage andauert. Da auch noch andere Nebenwirkungen im Tierversuch festgestellt wurden, sollte man von einer Selbstmedikation ohne ärztliche Begleitung Abstand nehmen.

---

[23] *MAO-Hemmer unterdrücken – vereinfacht ausgedrückt – ein bestimmtes Enzym, das gesundheitsschädliche Substanzen entgiften kann (jeweils im Beipackzettel nachzulesen).*

Guanábana ist ohne Zweifel ein vielversprechendes Naturheilmittel, das Hoffnung macht und zeigt, wie wichtig der Schutz und die Bewahrung des Regenwaldes sind.[24]

Ipecacuanha (Cephaelis ipecacuanha)

Die bei uns als Brechwurzel bekannte Pflanze Ipecacuanha kommt im Regenwald Brasiliens, Boliviens und Kolumbiens vor. Man findet sie in den tropischen Tieflandregenwäldern Mittel- und Südamerikas von Nicaragua bis Brasilien. Sie gehört zur Familie der Rötegewächse (Rubiaceae). Es handelt sich um einen Zwergstrauch, der etwa einen halben Meter hoch wird und ledrige, ganzrandige Blätter aufweist. Die zierliche, weiße Blüte bildet eine fleischige, blauschwarze Steinfrucht. Vor Ort werden auf dem Markt verschiedene Sorten angeboten (grau, rot, braun), die von derselben Art stammen. Das unterschiedliche Aussehen geht auf das Alter und die Bewässerung zurück.

Bei uns ist sie seit dem 17. Jahrhundert unter dem Namen Brechwurzel bekannt, wird jedoch auch als Ruhrwurzel (Psychotria ipecacuanha, Uragoga ipecacuanha) bezeichnet. Der Name stammt aus der indigenen Tupi-Sprache und bedeutet als „i-pe-kaa-guéne" so viel wie „Pflanze vom Wegesrand, die einen krank macht". Auf Portugiesisch nennt man sie auch Ipecacuanha, auf Spanisch Ipecacuana. Die Wurzeln werden auch Cephaelis acuminata (Kolumbianische Brechwurzel), Cartagena- oder Panama-Ware und Cephaelis ipecacuanha (Brasilianische Brechwurzel), Rio oder Mato Grosse genannt. Außerdem findet man noch Namen wie Brasilianische Wurzel, Ipecac oder Uragoga ipecacuanha.

Abbildung Seite IX

Die starken Kräfte der Brechwurzel gegen bakterielle und Amöbenruhr.

---

[24] *Informationen zu Bezugsquellen können kostenlos beim Leserservice des Verlags angefordert werden: NaturaViva Verlags GmbH, Leserservice Regenwald, Postfach 1203, 71256 Weil der Stadt/Deutschland, Telefax +49(0)7033/1380817.*

Da sie nur langsam wächst, ist sie für eine Plantagenkultur eigentlich nicht geeignet, dennoch wird sie gelegentlich in Südamerika, aber auch in Indien in Kultur genommen.

Medizinische Wirkungen

Man verwendet die Wurzel, um Ipecacuanhasirup – ein starkes Brechmittel – herzustellen. Ipecacuanha ist im Grunde sehr giftig: Sie verursacht blutige Durchfälle und Krämpfe bis hin zum Schock bzw. Koma. Dies wird vermutlich durch die Alkaloide (s. Anhang: Lexikon) Emetin und Cephaelin verursacht. Aus der Brechwurzel bereitete Medikamente sind in Deutschland begründet verschreibungspflichtig. Früher verwendete man es auch als Hustenmittel im Anfangsstadium einer Bronchitis, heute gibt es dafür bessere Alternativen.

Die einheimische Bevölkerung Brasiliens setzt sie gegen Ruhr, Amöbenruhr und andere Verdauungsbeschwerden ein wie auch zum Auslösen von Brechreiz. Die moderne Medizin hat damit ein Mittel gegen Amöbenruhr gefunden. In der Homöopathie verwendet man Ipecacuanha zur Linderung andauernder Übelkeit sowie bei Kopfschmerzen, Unterleibsschmerzen und Blutungsneigung.

Katzenkrallendorn (Uncaria tomentosa Willdenow de Candolle)

Abbildung Seite IX

Der Katzenkrallendorn zählt – wie auch schon andere beschriebene Pflanzen – zu den sogenannten Wunderpflanzen, da sie vielfältigte Heilwirkungen aufweist.

Die Pflanze gehört seit Jahrhunderten zu den großen Heilpflanzen der indigenen Bevölkerung. Jeweils besondere Pflanzenmischungen werden für bestimmte Erkrankungen verwendet, da die Inhaltsstoffe sehr unterschiedlich sind. Dazu kommt, dass der Verarbeitungsprozess beachtet werden muss.

Der Katzenkrallendorn gehört zur Pflanzenfamilie der Röte- (Rubiaceae) oder Liliengewächse und heißt im spanischen Uña de Gato, was übersetzt Katzenkralle bedeutet, in den englischsprachigen Ländern Cat's Claw und auf Französisch Griffe de Chat. Bei den indigenen Völkern findet man auch folgende Bezeichnungen: Bejuco de Agua, Deixa paraguayu, Eygahue (Huaorani), Garabato, Garabato amarillo, Garabato casha, Garabato colorado, Garra gavilan, Kug kukjaqui, Misho mentis, Pahuetatimosha, Paoti-mosha, Rangayo, Rinri Casha (Quechua), Tua juncana, Uña de Gavillan, Unganangui und Kenkuk (Shuar). Selbst lateinische Namen gibt es mehrere: Nauclea tomentosa Willd., Uncaria surinamensis Miq. oder Uruparia tomentosa (Willd.) O. Kuntze.

Bei der Pflanze handelt es sich um eine Liane, die bis zu 20 Meter hoch wachsen kann. In den Blattachseln befinden sich sichelförmig gekrümmte Halteorgane, die aufgrund der Form an eine Katzenkralle erinnern. Blüht die Pflanze, so bilden sich anstelle der Dornen rispenförmig angeordnete gelbe Blütendolden. Man findet sie im gesamten Amazonasregenwald von Bolivien und Brasilien, aber auch in entsprechenden Wäldern von Belize, Peru, Bolivien, Kolumbien, Costa Rica, Ecuador, Panama, Paraguay etc.

Sie ist für ihre medizinische Wirkung bekannt, wobei dies offensichtlich nur für die peruanische Form gilt. In Paraguay nennt man sogar den Huflattich Uña de Gato, sodass man sehr vorsichtig sein muss, welche Art man angeboten bekommt. Mindestens 18 weitere Pflanzen, die nicht artverwandt sind, tragen den Namen Uña de Gato. Bei der Art, mit der die Katzenkralle verwechselt wird, scheint es sich um die Uncaria guianensis (Aubl.) Gmel. zu handeln, die eigentlich sehr gut von der richtigen Katzenkralle zu unterscheiden ist, zumal die beiden einen unterschiedlichen medizinischen Wirkstoffgehalt aufweisen. Auch innerhalb der

Die Lianenpflanze mit der eindrücklichen Form erinnert an eine Katzenkralle.

Art gibt es noch zwei verschiedene Gruppen mit unterschiedlichen Inhaltsstoffen.

Seit über Tausend Jahren wird sie in der Naturmedizin der Ureinwohner angewandt. Die Indigenen Perus brauten einen Tee aus dem Bast (der inneren Rinde) der Pflanze. Diesen Pflanzenteil setzt man auch heute noch ein.

Die Pflanze ist sehr beliebt und um ihre Vermehrung nicht zu beeinträchtigen, wird nur die Rinde gesammelt. Damit sie nicht ausgerottet wird, legt die Regierung von Peru infolge der ungeheuren Nachfrage nach dem „Wunderheilmittel" die Termine und Mengen der Ernte gesetzlich fest.

Medizinische Wirkungen

Uña de Gato enthält eine einzigartige Kombination chemischer Verbindungen (Alkaloide; s. Anhang: Lexikon), die den Organismus bei der Anwendung sehr schonen. Ursprünglich wurde die Pflanze vor allem bei Entzündungen des Darms (Morbus Crohn), des Blasen-, Nieren- und Magenbereichs bis hin zu Magengeschwüren eingesetzt. Auch bei Abszessen, Akne, Allergien, Arthritis, Diabetes, Herpes, Prostataentzündung, Rheuma, Asthma und bei Immunschwäche, Gelenkbeutelentzündung, Fibromyalgie (chronische Schmerzerkrankung), Problemen mit dem Menstruationszyklus bzw. der Menopause und dem Bluthochdruck findet sie Verwendung. Im Dünndarm hilft sie bei der Erneuerung vorteilhafter Bakterien. Auch bei Kreislaufproblemen setzt man sie ein. Sie wirkt generell antimikrobiell, d. h. sie tötet Mikroorganismen ab.

Nachgewiesen ist eine Stimulierung des Immunsystems bzw. zweier spezieller Arten der weißen Blutkörperchen: Granulozyten und Makrophagen. Diese Wirkung scheint die wichtigste der Pflanze zu sein. Menschen mit schwachem Immunsystem wie z. B. HIV-Patienten oder Krebskranke können mit ihrer Hilfe auf eine Stimulierung des Abwehrsystems hoffen. Bei Aids wurde die Wirkung im Tierversuch gezeigt. Entsprechend wendet man die Pflanze bei der Behandlung von Aids- und Krebs-Patienten an, insbesondere bei der Nachbehandlung von Krebs.

Erstaunlicherweise gilt die positive Wirkung auf das Immunsystem auch für Menschen, bei denen es überreagiert, wie dies bei diversen Autoimmunerkrankungen der Fall ist.

Prof. Dr. Reinhard Länger (u. a. Präsident der Gesellschaft für Phytotherapie in Österreich) sieht sie als einzige Pflanze an, die als Immunregulator wirken kann. Darüber hinaus verlängert sie die Überlebenszeit der Lymphozyten und hilft beim Aufbau neuer, gesunder Zellen.

Außerdem fand man in einem wässrigen Auszug der Pflanze die Hemmung des Transkriptionsfaktors NF-kappa B, der für die Entstehung entzündlicher Prozesse mitverantwortlich ist. Auch sogenannte Procyanidine und Chinovinsäureglykoside zeigten in Modellversuchen antientzündliche Wirkung. Sogar in Tierversuchen konnte man die entzündungshemmenden Eigenschaften eines Inhaltsstoffs zeigen. Bei einer weiteren Substanz wurde eine ausgeprägte Wirkung gegen Leukämie gefunden. Im Laborversuch konnte man auch positive Wirkungen bei zwei Virusinfektionen (Vesicular Stomatitis Virus und Rhinovirus 1B) feststellen.

Außerdem verwendet man sie zur Wundheilung, bei Rheumatismus, Magengeschwüren, bösartigen Tumoren und zur Behandlung aller Krankheiten, die von Parasiten verursacht werden sowie bei Pilz- (Mykosen, Candidosen) als auch bei Viruserkrankungen.

Da sie antimutagen (gegen Erbgutveränderungen) wirkt, empfiehlt man sie Rauchern zur Vorbeugung von Krebs. In diesem Zusammenhang ist die sogenannte Mailänder-Studie aus Deutschland interessant: Hundert aktiven Rauchern wurde die Anwesenheit von erbgutschädigenden Stoffen im Harn nach-

Die Katzenkralle – ein Immun-Booster der besonderen Art.

gewiesen, die üblicherweise die Ursache für eine Krebsentstehung im Organismus sind. Bereits kurz nach der Verabreichung von Katzenkrallendorn waren die Stoffe im Harn stark reduziert. Die gesundheitsschädigenden Effekte verschwanden sogar vollständig.

Einer 58-jährige Patientin aus Holland mit inoperablem Eierstock- und Gebärmutterhalskrebs wurde eine Lebenserwartung von drei Monaten prognostiziert. Es wird berichtet, dass sie nach Einnahme von Tabletten mit Uncaria tomentosa inzwischen als geheilt gilt. Eine Elfjährige wurde mithilfe der Pflanze in einer langwierigen Therapie von einer schweren Darmentzündung geheilt; andere Medikamente hatten nicht mehr geholfen.

Vorbeugende Wirkung

Der Katzenkrallendorn wirkt nicht nur heilend, sondern auch vorbeugend, z. B. als Antioxidans (s. Anhang: Lexikon). Dafür wird eine dreimonatige regelmäßige Anwendung empfohlen. Ist man bereits krank, hängt die Anwendungslänge vom konkreten Fall ab; im Allgemeinen sind es mindestens sechs Monate.

Äußerlich kann der Katzenkrallendorn gegen diverse Verletzungen und Entzündungen eingesetzt werden, die damit besser heilen. In Peru schwören die Einheimischen seit langer Zeit auf seine Wirkung gegen Rheuma, Gelenkschmerzen und Geschwüre.

Die Heilwirkungen der Pflanze sind derart abenteuerlich, dass sie kaum zu glauben sind. Aber sie sind so beeindruckend, dass sich die Weltgesundheitsorganisation (WHO) mit der Pflanze beschäftigte: Bereits im Mai 1994 fand unter Schirmherrschaft der WHO eine erste internationale Konferenz zum Thema Uncaria tomentosa statt. Tatsächlich stimuliert die Pflanze (bzw. Auszüge davon) das Immunsystem um fast 60 % – und auch die anderen Wirkungen scheinen bewiesen. Ihre antioxidative Wirkung ist sogar 3,18-mal höher als diejenige von Vitamin C!

Der Onkologe Dr. Ivan Holeyšovský vom Radiotherapeutischen Institut FN Bulovka in Prag schätzte die Wirkung der segensreichen Pflanze wie folgt ein: „Die Vorteile bestehen in einem Effekt, der die spezifische geschwulsthemmende Immunität ohne Nebenwirkungen stimuliert. Etwas ganz Spezifisches dieses Mechanismus ist der Effekt, der bei Geschwulsterkrankungen von Därmen und Lunge am deutlichsten ist. Seinen unverzichtbaren Platz hat es selbstverständlich auch in der Prävention."

Wissenschaftler wiesen die blutdrucksenkenden und entwässernden Wirkungen ebenso nach wie die Überwindung von Virusinfektionen.

Die Bedeutung der Pflanze heute

Die Ausfuhr der Präparate aus Uña de Gato war aus Peru bis 1989 verboten, sie haben jedoch mittlerweile eine bemerkenswerte wirtschaftliche Bedeutung in der globalen Pharmaindustrie. Diese setzt sie als vorbeugendes Mittel gegen Arthritis, Allergien, Asthma, Krebs (Krebsnachbehandlung), Magen-, und Darmgeschwüre sowie gegen Verdauungsbeschwerden ein.

Wenn die Chemotherapie nicht mehr hilft

Eine Mischung der Katzenkralle mit Tawari (s. Seite 110 sowie Dr. Dr. Karl J. Probst im Quellenverzeichnis) kann dann eingesetzt werden, wenn Krebspatienten eine Chemotherapie hinter sich haben und eine weitere Anwendung nicht mehr anschlägt. Durch die Einnahme von Zubereitungen einer speziellen Teemischung aus der beschriebenen Uncaria-Spezies und einer bestimmten Tawari-Zubereitung sprechen Patienten wieder auf die Chemotherapie an, woraus wieder neue Heilungschancen entstehen. Nebenwirkungen werden abgeschwächt und damit die Verträglichkeit der Therapie erheblich verbessert.

Man erklärt diese Effekte durch die Annahme einer sogenannten Apoptose-Reaktion in den Krebszellen. Das bedeutet, dass die in den Heilpflanzen enthaltenen Inhaltsstoffe zu einer Aktivierung der in den Krebszellen blockierten Selbstmordprogramme führen. Das heißt: Die Krebszelle löst sich auf und zerstört sich damit selbst.

Dieses Selbstmordprogramm ist in jeder Zelle einprogrammiert. Leider ist es in den Krebszellen blockiert. Ist man an Krebs erkrankt, kann der Körper dieses Programm nicht selbst aktivieren. Die Wirkstoffe der genannten Regenwaldpflanzen können diesen Mechanismus offensichtlich wieder in Gang setzen. Inwieweit diese Therapie möglicherweise eine nebenwirkungsreiche Chemotherapie ersetzen kann, sollte noch Grund für wissenschaftliche Untersuchungen sein.

Traditionelles Rezept

Es kursieren verschiedene Rezepte zur Anwendung von Uncaria tomentosa, die jedoch wissenschaftlich nicht untersucht sind. Wer die Pflanze dennoch selbst testen will, benötigt für einen Liter Tee zwei Gramm Katzenkrallendorn. Die Mischung 15–20 Minuten lang kochen und anschließend abseihen.

Eine Variante davon findet sich in einem traditionellen indigenen Rezept: fünf bis zehn Gramm getrocknete Rinde (zirka zwei bis drei Esslöffel) mit einem Liter Wasser vermischen, zum Kochen bringen, 20–25 Minuten kochen, abkühlen lassen und abseihen.

Timm Büscher (s. Anhang: Quellenverzeichnis) erwähnt in seiner Bachelorarbeit als verwendete Dosierungen Mengen zwischen einem bis drei Gramm täglich bis hin zu 20 Gramm bei fortgeschrittenem Krankheitsstadien. Bei den höheren Dosierungen empfiehlt er allerdings, einen Arzt oder kompetenten Therapeuten hinzuzuziehen, um Nebenwirkungen zu vermeiden.

Präparate und Tees, welche die Wirkstoffe der Pflanze enthalten, dürfen bei Organtransplantationen bzw. von Patienten, die Immunsuppressiva einnehmen, nicht verwendet werden. Ebenso sollte man bei Impfungen davon Abstand nehmen. Auch bei einer Heparinbehandlung sollte vor Verwendung des Pflanzenpräparats mit einem Arzt gesprochen werden. Da der Katzenkrallendorn ganz offensichtlich den Blutdruck beeinflusst, sollte vor dessen Einnahme ärztlich abgeklärt werden, ob noch andere Medikamente dieser Art verwendet werden dürfen; eine Blutdruckkontrolle ist daher anzuraten. Auch Antazida – Präparate, welche die Säurebildung im Magen beeinflussen – sollten nicht gleichzeitig mit Katzenkrallenmitteln eingenommen werden. Falls als Nebenwirkung Durchfall auftritt, ist die Dosis zu verringern.

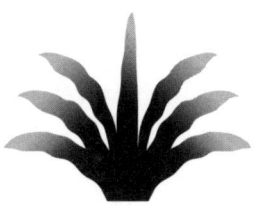

Knorbelbaum – Curare-Liane (Chondrodendron tomentosum; Synonym: Botryopsis platyphylla)

Beim Knorbelbaum handelt es sich um eine Lianenart aus dem Amazonas. Sie gehört zu den Mondsamengewächsen (Menispermaceae), Wurzel und Stamm enthalten den Wirkstoff D-Tubocurarin. Früher gewannen die Indigenen aus der Liane das berühmt-berüchtigte Jagdgift Curare, was übersetzt so viel wie „gekochter Tod" bedeutet. Dieses Pfeilgift diente als Ausgangssubstanz für synthetische Stoffe in der Anästhesie und setzt sich aus einer Vielzahl verschiedener Grundsubstanzen zusammen; nahezu jeder Jäger hat sein eigenes Spezialrezept.

Neben dem Knorbelbaum dient auch die Brechnuss (Strychnos toxifera bzw. als Nux vomica bezeichnet, Abbildung Seite X) als Lieferant für Curare. Durch den hohen Gehalt an Strychnin in ihren Samen, werden diese auch als Rattengift verwendet. Das Pfeilgiftgemisch bewirkt eine rasche Lähmung und Muskelerschlaffung, wenn es in die Blutbahn gelangt.

Medizinische Wirkungen

Tubocurarin weist krampflösende Wirkungen auf. Diese Eigenschaft nutzt man in der Chirurgie als Muskelrelaxans. Viele Operationstechniken wurden durch Curare erst möglich, so z. B. das Ruhigstellen von Muskelpartien während der Operation oder die Schocktherapie. Auch für die Behandlung von Parkinson, Tetanus und Multiple Sklerose wird es verwendet.

Manayupa (Desmodium adscendens Sw.D.C.)

Manayupa wird höchstens 50 cm hoch und entsprechend ihrer systematischen Einteilung als Hülsenfrucht bildet sie 30 cm lange Bohnen. Sie benötigt Licht – das heißt Wiesen, offene Wälder oder die Nähe von Wegen. Man kennt sie unter zahlreichen Namen: Amor seco, Barba de Boi, Burbur, Carrapicho, Dipinda dimukuyi, Dusa karnira, Margarita, Mundubirana, Mundurana, Owon-bocon, Pega Pega, Runa manayupana und Strong Back. Die vielen Bezeichnungen weisen auf die Bedeutung der Pflanze für die Einheimischen hin.

Man nutzt die oberirdischen Teile der Pflanze, den Stängel mit Blättern und Blüten, in Einzelfällen aber auch die Wurzel. Sie wächst in Amazonien, es sind jedoch auch Vorkommen in Ghana bekannt.

Medizinische Wirkungen

Die Indigenen im amazonischen Regenwald nutzen die Heilwirkung der Manayupa heute häufiger als früher. Ein Auszug aus der ganzen Pflanze wird bei Nervenbeschwerden (Nervosität) verabreicht oder als Badezusatz bei Infektionen der Scheide. Auch den Milchfluss stillender Frauen soll sie laut den Stämmen aus dem Flussgebiet der Rio Pastaza (Ecuador) fördern, wenn die Brust der Gebärenden mit einem Blätteraufguss bestrichen wird. Andere Stämme benutzen die Blätter der Pflanze sogar als Verhütungsmittel. Außerdem wird sie traditionell bei Tuberkulose eingesetzt. Die zerkleinerten frischen Blätter dienen mit Zitronensaft vermischt als Wundauflage. Auch bei Krämpfen und Schmerzen der Geschlechtsorgane wird sie verwendet. Der Wurzelsud soll ein sehr wirkungsvolles Mittel gegen Malaria sein.

Die Indianer des Garifuna-Stammes (Nicaragua) benutzen den Tee aus Blättern bei Durchfällen und als verdauungsförderndes Mittel. Generell scheint die Pflanze in der ursprünlichen Pflanzenmedizin Mittel- und Südamerikas sehr beliebt zu sein. In Peru nutzt man den Tee aus den Blättern traditionell zur Körperentgiftung, Reinigung der Nieren und Harnwege sowie zur Behebung der Eierstockprobleme wie Entzündungen und Reizung. Sie scheint auch bei Vaginalausflüssen und Blutungen zu helfen. In Belize nennt man die Pflanze auch „starker Rücken". Ein spezieller Tee, für den man die ganze Pflanze in drei Tassen Wasser einweicht, sie anschließend zehn Minuten lang kocht und dann drei bis fünf Tage lang eine Tasse warmen Tee vor dem Essen trinkt, lindert Rücken- und Muskelschmerzen sowie Nierenbeschwerden und Impotenz. In der brasilianischen Pflanzenheilkunde verwendet man die getrockneten Blätter zusätzlich gegen Blutungen, Schleimhautentzündungen und Durchfall. In Ghana benutzt man den Absud der Blätter gegen Bronchialasthma; die Ergebnisse waren dabei derart positiv, dass Forscher anfingen, sich für die Wirkungen dieser Pflanze zu interessieren.

Aus diversen Studien ergab sich, dass Wasser- und Alkoholauszüge tatsächlich wirksame, verwendbare, antiasthmatische Substanzen enthalten. Auch bei allergisch bedingter Arthritis und Rheuma wurde Manayupa erfolgreich getestet. Dazu kommt, dass die Pflanze in Form von Kapseln oder Tee einfach einzunehmen ist und die Untersuchungsergebnisse eine hohe

Wirksamkeit zeigten. Es gibt bislang keinen Hinweis auf Nebenwirkungen und Kontraindikationen.[25]

Marco (Ambrosia peruviana Willd.)

Marco, auch als Altamisa, Malco, Marcju oder Marcu bezeichnet, wächst am Rande des Regenwaldes häufig an feuchten und schlammigen Flussufern in den Küstengebieten des Amazonas sowie in den Andentälern. Die Pflanze ist einjährig und verbreitet einen intensiven Duft. Sie wird 50–100 cm groß. Zu Heilzwecken wird der ganze oberirdische Teil der Pflanze verwendet.[25]

Medizinische Wirkungen

Indigene Völker sollen sie immer dabei haben und sie zum Heilen verschiedener Krankheiten verwenden: Als „soasadas" – eingebackene Blätter – oder als Salbe zubereitet, wirken sie bei Rheuma sowie als keimtötendes und krampflösendes Mittel. Der Saft aus den Blättern lindert von außen die Reizung bei Hämorrhoiden. Die Blätter werden bei Entzündungen ins Fußbad gegeben. Bei Husten, Bronchitis und Asthma muss man es regelmäßig einsetzen. Es hilft beim Desinfizieren und Ausräuchern von Insekten. Allerdings sollen seine Pollen Asthmaanfälle und Heuschnupfen verursachen, auch eine entstehende Lichtempfindlichkeit wird vermutet.

In der Naturheilkunde ist eine Verwendung als Antirheumatikum, als Mittel gegen Nerven- und Magenschmerzen, bei verspäteter, schmerzhafter und unregelmäßiger Menstruation, Kopf-

---

[25] *Informationen zu Bezugsquellen können kostenlos beim Leserservice des Verlags angefordert werden: NaturaViva Verlags GmbH, Leserservice Regenwald, Postfach 1203, 71256 Weil der Stadt/Deutschland, Telefax +49(0)7033/1380817.*

schmerzen, Nervenbeschwerden und Hysterien belegt. Neueste Forschungen zeigen eine viel versprechende Verwendung z. B. bei Multipler Sklerose, Parkinson und Alzheimer.

Aufgrund der nicht unbeträchtlichen Nebenwirkungen sollte man das Kraut jedoch nicht ohne die Begleitung durch einen Arzt oder kompetenten Therapeuten anwenden.

Muña (Minthostachys mollis; Synonym: M. verticillata Griseb.)

Muña gehört zu den Magnolienpflanzen und zur Familie der Taubnesselgewächse (Lamiaceae). Sie wird 30 Zentimeter bis zwei Meter hoch. Ihr Vorkommen ist auf den Westen Südamerikas beschränkt. Dort tritt sie auch in den Regenwäldern des Amazonas auf. Außerdem findet man sie in Argentinien, Bolivien, Peru und Ecuador. Sie wird kultiviert und ist in Argentinien als Peperina und in Bolivien als Khoa bekannt. Leider ist die Pflanze gefährdet, da sie wild für die Anwendung als Aromapflanze zu einem höheren Anteil gesammelt wird als sie nachwachsen kann. Sie wird dort zudem gegen die Höhenkrankheit eingesetzt.

Ihr Name kommt von „muñay" aus der Sprache der indigenen Quechuas und bedeutet „lieben" – entsprechend findet sie auch Anwendung als Aphrodisiakum.

Eine weitere Mintostachys-Art (M. setosa Epl.) scheint unter dem Namen Muña Muña vorzukommen, die allerdings im Süden der peruanischen Anden wächst und andere Wirkungen und Nebenwirkungen aufweist als Muña.

Das Kraut fördert die Verdauung und enthält viel Kalzium. Die Blätter werden auch benutzt, um Knochenbrüche zu heilen, blaue Flecken und Blasen zu kurieren.

Medizinische Wirkungen

Außerdem soll es als Tee getrunken gegen Menstruationsbeschwerden, nervöses Zittern und erhöhten Herzschlag helfen. Auch bei Koliken und Blähungen wird es angewandt. Den Absud verwendet man gegen Muskel- und rheumatische Beschwerden. Außerdem wirkt Muña gegen Pilzinfektionen.

Paraguay-Jaborandi – das Rutakraut
(Pilocarpus pennatifolius)

Abbildung Seite X

Die etwa dreizehn verschiedenen Pilokarpusarten gehören zu den Rautengewächsen (Rutaceae), die ursprünglich in den Tropen Südamerikas vorkamen. Eine Art davon ist Paraguay-Jaborandi, auch Pilokarpus und Rutakraut genannt. Man findet ihn in Paraguay, Südbrasilien und Argentinien.

Medizinische Wirkungen

Der Inhaltsstoff Pilokarpin wird als Medikament – meist als Tinktur in Form von Augentropfen – gegen Grünen Star (Glaukom) und einen trockenen Mund verwendet, da er die Speichelabsonderung fördert. Dies ist auch wichtig bei der Strahlentherapie von Kopf- und Nackenkrebs, die ebenfalls Mundtrockenheit auslöst. Pilokarpin stimuliert Rezeptoren in den Tränendrüsen und verursacht dadurch eine verstärkte Tränenabsonderung. Die medizinischen Eigenschaften erkannten bereits vor vielen Jahrhunderten die Tupi-Indianer aus Nordbrasilien, von denen auch der Name „Jaborandi" stammt, was mit „vermehrter Schweiß" übersetzt werden kann. Entsprechend wird es auch in der Homöopathie gegen übermäßiges Schwitzen eingesetzt.

Das Pilokarpin für Medikamente wird aus den Blättern – genannt Folia Jaborandi – der Pflanze gewonnen, der Export der Blätter ist jedoch verboten. Die Arznei wird in Brasilien selbst hergestellt und der Gewinn kommt dem Land zugute.

Da die Nebenwirkungen zum Teil sehr stark sind, sollte nur medizinisches Fachpersonal das Rautengewächs anwenden. Schon bei Mindestdosierung können Symptome wie starkes Schwitzen, Sehstörungen, Erbrechen, Durchfall, Herzschwäche und Sekretansammlung in den Bronchien auftreten. Dennoch findet man Jaborandi in diversen Energiekapseln.

Die in die Behandlung von Multipler Sklerose gesetzten Hoffnungen konnten leider nicht bestätigt werden.

Passionsblume (Passiflora incarnata)

Die Passionsblume ist mit über 500 Arten eine große Gattung im tropischen Regenwald. Meist handelt es sich um Kletterpflanzen, selten auch um immergrüne Sträucher mit sehr schönen, großen Blüten. Von den vielen Arten werden einige als Topf- oder Zimmerpflanzen verwendet, am bekanntesten ist die Blaue Passionsblume (Passiflora Caerulea).

Einige Vertreter der Passionsblumen sind auch Nutzpflanzen, vor allem Passiflora edulis, P. quadrangularis und P. ligularis. Sie bringen Maracujas bzw. Grenadillas (auch: Granadillas) hervor, die reich an Vitamin C sind. Aus den Samen der Maracuja wird ein hochwertiges, linolsäurehaltiges Öl gewonnen.

Als Medizinpflanze dient Passiflora incarnata: Es handelt sich um eine Kletterpflanze mit dünnen, grünen, verholzenden Sprossachsen und einzeln stehenden Blüten mit auffallender, violett-weiß gestreifter Nebenkrone. Sie wird bis zu zehn Meter hoch und ist nahe mit der Maracuja (Passiflora edulis) verwandt. Ihre Früchte bezeichnet man als Beeren. Man findet sie inzwischen auch in den südöstlichen USA, auf den Bermudas und im tropischen Asien.

Abbildung Seite X

Medizinische Wirkungen

Die Inhaltsstoffe der Blätter sind motilitätshemmend – sie senken die motorische Aktivität – und werden folglich bei nervösen Unruhezuständen, Reizbarkeit oder Angstzuständen sowie damit zusammenhängenden Rückenschmerzen, Verspannungen, Schlafstörungen, Herz-, Magen- und Darmbeschwerden empfohlen. Außerdem wendet man sie bei depressiver Verstimmung, Hysterie oder Asthma an. Auch eine Kombination mit schmerzstillender und schlaffördernder Wirkung ist bekannt. Indigene Völker verwenden die Blüten und die früchtetragenden Krautspitzen sogar zur Behandlung von Epilepsie. Nebenwirkungen und Kontraindikationen sind keine bekannt. Auch Wechselwirkungen mit anderen Substanzen kennt man nicht. Über die Verträglichkeit während der Schwangerschaft gibt es noch zu wenige Erkenntnisse.

Anwendungsmöglichkeiten

Aus den frischen oder getrockneten Blättern und Stängeln wird ein Tee zubereitet. Man erhält bei uns auch entsprechende Fertigpräparate, dazu kommen viele Kombinationspräparate, teilweise auch als Saft. So werden die Blätter der Passionsblume zum Beispiel mit Baldrian, Johanniskraut, Hopfen, Melisse oder Weißdorn gemischt. Interessanterweise verstärkt die Passionsblume in einer Dreierkombination (Passionsblume mit Johanniskraut und Baldrian) die Wirkung des Johanniskrauts, wodurch eine niedrigere Dosis davon verwendet werden kann. Sie hat bei mindestens derselben Wirksamkeit keine Nebenwirkungen.

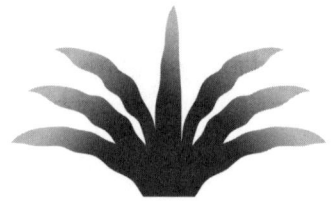

Pasuchaca (Geranium dielsianum Knuth)

Die Pflanze aus der Familie der Storchschnabelgewächse (Geraniaceae) findet man in Nordperu, sie wird sowohl wild gesammelt als auch kultiviert.

Von den Einheimischen wird sie auch Pasochaca genannt. Als Grundlage für Medikamente wird der ganze oberirdische Pflanzenteil, der Stängel mit Blättern und Blüten (Herba geranii), verwendet.[26]

Pasuchaca gehört zur traditionellen Andenmedizin und wirkt antidiabetisch, adstringierend und antientzündlich. Zum Teil beruht dies auf der blutzuckersenkenden Wirkung der Pflanze. Man schreibt diesen Effekt den Bioflavonoiden zu, die dank ihrer markanten antioxidativen Aktivität freie Radikale (s. Anhang, Lexikon) hemmen und auf diese Weise zur Erneuerung der Pankreaszellen beitragen. Auch gegen Herpes labialis soll die Pflanze helfen; generell soll das Viruswachstum verhindert werden. Die Wirkung gegen Durchfall wird dem Inhaltsstoff Berberin zugeschrieben. Die ätherischen Öle weisen eine hemmende Wirkung auf das Bakterien- und Pilzwachstum auf. Außerdem sollen durch Pasuchaca auch die Triglyzerid- und Cholesterinwerte bis auf Normalwerte zurückgehen.

Beschränkungen für ihren Einsatz kennt man nicht, aber die Inhaltsstoffe Geraniol, β-Citronellal und Ethylbutansäure können bei besonders empfindlichen Personen eine allergische Reaktion auslösen.

Medizinische Wirkungen

---

[26] *Informationen zu Bezugsquellen können kostenlos beim Leserservice des Verlags angefordert werden: NaturaViva Verlags GmbH, Leserservice Regenwald, Postfach 1203, 71256 Weil der Stadt/Deutschland, Telefax +49(0)7033/1380817.*

Traditionelle Rezepte

Ca. 5 g der getrockneten Pflanze in einem halben Liter kaltem Wasser einweichen, dann ca. zehn Minuten kochen, abkühlen lassen und zwei- bis dreimal täglich eine Tasse trinken.

10 g Pflanze in einem Liter Wasser verrühren, stehen lassen und auf die Hälfte des ursprünglichen Menge eindampfen.

Da diese Mischungen nicht wissenschaftlich untersucht sind, sollte man sie nur mit Vorsicht und unter ärztlicher Kontrolle testen. Während der Kur ist eine kohlenhydratarme Diät einzuhalten (wenig Zucker und Stärke).

Die Pflanze wird als getrocknetes, gemahlenes Kraut und in Form von Kapselauszügen angeboten.[27]

Ratanhia (Krameria lappacea; Synonym: Krameria triandra)

Abbildung Seite XI

Bei Ratanhia handelt es sich um einen kleinen Busch aus der Familie der Krameriaceae. Sie ist auch unter dem Namen Rhatany Root bekannt. Man findet sie im Amazonasregenwald, in vielen Regionen Perus, aber auch in Ecuador, Argentinien und Chile. Nach Europa wurde sie schon vor ungefähr 200 Jahren eingeführt, da man ihre adstringierende Wirkung schätzte. Die Heilpflanze wird auch wild gesammelt.

Die WELEDA AG nutzt Ratanhia seit langer Zeit und hat ein Projekt in Zusammenarbeit mit der GTZ (Deutsche Gesellschaft für Technische Zusammenarbeit, s. Seite 149) initiiert, das die Möglichkeiten einer nachhaltigen Nutzung der Pflanze in Peru untersucht. Gemeinsam mit dem Agrarministerium von Peru

---

[27] *Informationen zu Bezugsquellen können kostenlos beim Leserservice des Verlags angefordert werden: NaturaViva Verlags GmbH, Leserservice Regenwald, Postfach 1203, 71256 Weil der Stadt/Deutschland, Telefax +49(0)7033/1380817.*

(INRENA) will man Erntestandards entwickeln, die helfen, die gewonnenen Daten nahe einem Feld bei San Antonio (Departamento Arequipa, Peru) auf andere Bezirke zu übertragen und so das Überleben der Pflanze zu sichern. Dies war durch die rabiate Erntemethode – Pflanze mitsamt der Wurzel – nicht mehr sichergestellt. Inzwischen hat man durch die Zusammenarbeit der Firmen Botconsult GmbH und WELEDA AG, dem Institut für Biologie der Freien Universität Berlin und der Nationaluniversität San Augustín de Arequipa, Peru, erste Ergebnisse, die eine nachhaltige Ernte der Ratanhiawurzel im ganzen Land und darüber hinaus ermöglichen.

Traditionell werden die roten Wurzeln gegen Durchfall, Hämorrhoiden und Entzündungen sowie bei kleineren Verletzungen eingesetzt. Da Ratanhia auch adstringierend wirkt, setzt man sie in der Zahnpflege ein. Ratanhia hat zudem eine antioxidative und antimikrobielle Wirkung.

Medizinische Wirkungen

Sangre de Drago (Croton dracanoides; Synonyme: C. lechleri, C. salutaris, C. planostigma)

Sangre de Drago ist ein Baum mit einem Stammdurchmesser von 30 cm und einer Höhe von 10–20 Metern. Es handelt sich um eine schnellwüchsige Pionierpflanze, die in Lichtungen schnell größere Bestände bildet. Man findet Crotonbäume im Amazonasregenwald, aber auch an anderen geeigneten Regenwaldstandorten z. B. in Peru, Kolumbien und Ecuador bis Bolivien. Man kann die Pflanze leicht erkennen: Die Blätter wechseln ihre Farben von kräftigem Rot in ebensolches Gelb. Von Januar bis März sieht man die Pflanze in den Tropen blühen.

Sangre de Drago kennt man auch unter den Namen Dragon's Blood, in Peru auch unter Sangre de Grado. Viele andere, ur-

Abbildung Seite XI

Das Drachenblut des Crotonbaums hat eine lange Tradition auf dem südamerikanischen Kontinent.

sprüngliche Namen wie Chojilla, Choquilla, Corticeira, Cuyihue (Huaorani), Kiru, Lan huiqui (Quechua), Pucure, Rucurana, Shamboquiro, Shambu Uksvakiro, Tachi de Flor amarella, Tipa und Uruchmas (Shuar) zeigen, dass der Baum eine große Bedeutung für die Bevölkerung hat.

Der Baum gehört zur Familie der Wolfsmilchgewächse (Euphorbiaceae) und hat wie alle diese Pflanzen einen sogenannten Milchsaft, der in diesem Fall rot gefärbt ist und für medizinische Zwecke verwendet wird. Er heißt ebenso wie der Baum Sangre de Drago und gab vermutlich auch den Grund für den Namen, der übersetzt Drachenblut bedeutet: Schneidet man die Rinde an oder reibt sie ab, so fließt dunkelrotes, saftartiges, schäumendes Harz hervor. Es hat eine Konsistenz und Farbe, mit unserem Blut vergleichbar. Dieses „Blut" hat eine langjährige Tradition unter den einheimischen Stämmen Amazoniens und in der Naturheilkunde der Südamerikaner generell. Bei uns wurde es um 1600 zum ersten Mal aufgrund seiner Heilwirkungen beschrieben. Jedoch scheint es eine zumindest ähnliche Art im tropischen Afrika zu geben, über die bereits vor 2.000 Jahren von den Römern berichtet wurde. Es gibt zudem verwandte Baumarten (Daeomonorops draco und D. species) aus der Familie der Arecacea (Palmae), die das ostindische Drachenblut liefern. Es ist auf den indisch-malaiischen Inseln sowie auf Java, Borneo, Sumatra und den Molukken beheimatet.

Der Milchsaft stammt in der Regel aus Wildsammlungen. Der Baum wird jedoch in Mexiko, Panama und dem restlichen Mittel- und Südamerika kultiviert; das Hauptexportland ist derzeit Bolivien.

Therapeutisch verwendet man den Milchsaft des Baumes. Abgezapft wird er in der Regenzeit, da er, sobald Luft darankommt, schnell trocknet. Deshalb muss er zügig luftdicht abgefüllt werden – das ist bei hoher Luftfeuchtigkeit leichter. Auch die Uhrzeit ist für die Gewinnung des Harzes oder Rindensaftes wichtig: Die Ausbeute ist früh am Morgen nach dem Sonnenaufgang am ergiebigsten.

Dieses Wolfsmilchgewächs ist das wohl bekannteste Allheilmittel: Von der Wundbehandlung bis hin zu Schuppen – es findet immer eine Anwendung.

Medizinische Wirkungen

Reibt man sich den Milchsaft auf die Haut, erzeugt die Reibung einen leichten weißen Schaum. Trägt man ihn auf Hautverletzungen wie Schnittwunden auf, bewirkt er eine sehr schnelle Heilung, die auch wissenschaftlich belegt ist. Da der Baumsaft schnell eintrocknet und eine zweite Haut bildet, können Blutungen damit abgedeckt werden. Außerdem hat er eine keimtötende und antientzündliche Wirkung. Die Ursache liegt am hohen Gehalt von Taspin, einem Alkaloid (s. Anhang: Lexikon), das den Heilungsprozess innerer und äußerer Wunden beschleunigt. Bewiesen ist auch eine Stimulierung der Narbenkontraktion. So hilft das Harz bei der Bildung einer neuen Haut und wirkt bei der Kollagenproduktion (Baustein von Bindegewebe, Sehnen, Knorpel und Knochen) mit; dabei wirkt der rohe Baumsaft stärker als die Einzelsubstanzen, denen man die Wirkung zuschreibt. Außerdem hilft das „Drachenblut" dem Blut, schneller zu gerinnen, sodass man damit Blutungen stillen kann. Diese Eigenschaft nutzt man seit Urzeiten für gebärende Frauen, die man vor und nach der Geburt in ein Bad mit diesem Saft setzt.

Es gibt eine ganze Reihe weiterer Beschwerden und Krankheiten, die durch die Einnahme dieser Flüssigkeit geheilt werden können: Sie regeneriert Muskelgewebe bzw. sorgt für dessen Anspannung (man spricht von tonisierender Wirkung). Sie hilft bei Leukorrhö (eine Frauenkrankheit, die einen Scheidenausfluss zur Folge hat), Knochenbrüchen, Hämorrhoiden und Magenge-

Das Drachenblut gilt als Allheilmittel, so lang ist die Liste seiner Indikationen.

schwüren. Sangre de Drago soll das HIV-Virus bekämpfen und wird bei innerem und äußerem Krebs verabreicht.

Die Einheimischen nutzen die Pflanze zudem bei Durchfall, Ruhr, Darmfieber, Pyorrhö (eitriger Ausfluss) und Hautproblemen (Ekzem, juckender Insektenbiss). Sie wird auch noch bei Mandelentzündung, anderen Halsinfektionen, Tuberkulose und Verdauungsproblemen bis hin zu Morbus Crohn eingesetzt. Auch bei Rheuma und sogar zur Stärkung der Fruchtbarkeit verwendet man Sangre de Drago. Außerdem soll es gegen Blutarmut, Magenschmerzen, verdorbenem Magen, Übelkeit, Pilzinfektionen, Nesselfieber und Magengeschwüren helfen.

Äußerlich aufgetragen soll der Milchsaft zudem bei folgenden Beschwerden wirken: Herpes, Zahnfleischentzündung, Brustschmerzen, Hautentzündungen und -unreinheiten. Bei Letzterem wird der rote Pflanzensaft auf der Haut verrieben, bis er weiß wird. Auch als Sofortmaßnahme bei Insektenstichen und -bissen setzt man ihn ein. Bei Herpes und bei Zahnschmerzen träufelt man einige Tropfen Drachenblut auf ein Stückchen Watte und legt dies auf die schmerzende Stelle. Sofern der Zahn doch entfernt werden muss, dient Sangre de Drago als Betäubungsmittel.

Es ist schade, dass die meisten Forschungen rund um die Pflanze nicht veröffentlicht werden. Man weiß aber, dass man Antioxidanzien, Tannine und Lignane darin findet. Das bereits erwähnte Taspin kann bestimmte Viren hemmen (Virus der Myoblastose und den Sarkomvirus), indem es die RNA- und DNA-Polymerase (ein spezielles Enzym, s. Anhang, Lexikon) der Viren hemmt. Bereits vor Jahren wurde eine sarkomhemmende (als Sarkom wird eine bösartige Bindegewebsgeschwulst bezeichnet) und virentötende Wirkung bestätigt. Außerdem vermutet man eine generelle Wirkung gegen Tumore. Ähnlich wie das wertvolle Taspin wirkt auch der Inhaltsstoff Dihydrobenzofuran, ein Lignan, gegen Zellwucherungen. Bereits 1994 wurden weitere pflanzliche Substanzen entdeckt (Phenole, Proanthocyanidine, Diterpene), die gegen Bakterien wirken. Entsprechend gibt es inzwischen Patente auf Taspin und seine verschiedenen Anwendungsmöglichkeiten, die von einigen indigenen Organisationen als Biopiraterie angesehen werden.

Traditionelle Rezepte

Das seit alters her verwendete Heilmittel gibt es zu kaufen[28] und man kann es bei Schnittverletzungen, Schrammen, äußeren Wunden, Insektenstichen, Bläschen und anderen Hautproblemen verwenden. Es wird einfach direkt auf die betroffene Stelle getropft: 10–15 Tropfen zwei- bis viermal täglich. Empfohlen wird auch eine tägliche Einnahme von 10–20 Tropfen ein- bis dreimal täglich. Nebenwirkungen sind bisher nicht aufgetreten, auch Kontraindikationen gibt es bislang nicht.
Timm Büscher beschreibt in seiner Bachelorarbeit (s. Anhang: Quellenverzeichnis) folgende Rezepte bei den entsprechenden Krankheiten:
Magengeschwür: einen Löffel (ca. 5 ml Harz) in einem Glas lauwarmen Wasser auflösen. Einnahme: am ersten Tag ein Tropfen, am zweiten Tag zwei, am dritten Tag drei bis zum zwanzigsten Tag 20 Tropfen, dann 15 Tage 20 Tropfen täglich und am 16. Tag wieder senken auf 19 Tropfen usw. reduzierend bis auf einen Tropfen. Nach dieser heilenden

---

[28] *Informationen zu Bezugsquellen können kostenlos beim Leserservice des Verlags angefordert werden: NaturaViva Verlags GmbH, Leserservice Regenwald, Postfach 1203, 71256 Weil der Stadt/Deutschland, Telefax +49(0)7033/1380817.*

Traditionelle Rezepte

Kur sollte das Magengeschwür völlig geheilt sein. Falls dies nicht der Fall ist, kann nach 15-tägiger Pause die Prozedur wiederholt werden.

Kleine Verletzungen: ein Stück Watte mit Harz anfeuchten und beschmieren.

Als Zytostatikum bei Tumoren: 5 ml Harz mit Wasser oder anderer Flüssigkeit mischen. In der ersten Phase wird die Dosierung wie bei Magengeschwüren eingenommen, dann pausiert man 15 Tage. Anschließend nimmt man es wieder zusammen mit Katzenkrallendorn (s. Seite 86) einen Monat lang ein, darauf noch einen Monat nur Sangre de Drago.

Unterschenkelgeschwüre: mit Watte auf die betroffene Stelle auftragen. Über Nacht mit einer Binde fixieren und dann wiederholen.

Infektionen der weiblichen Geschlechtsorgane: 20 Tropfen mit 20 ml lauwarmem Wasser mischen, beim Essen 10–20 Tage lang einnehmen. Das Heilverfahren ist mit einem Kurbad aus Harz (drei Tropfen pro Liter Wasser) zu ergänzen.

Halsinfektionen: fünf Tropfen in einem Glas mit lauwarmem Wasser mischen, anschließend gurgeln.

Tuberkulose: zwei Tropfen mit lauwarmer Milch mischen, einmal täglich einnehmen.

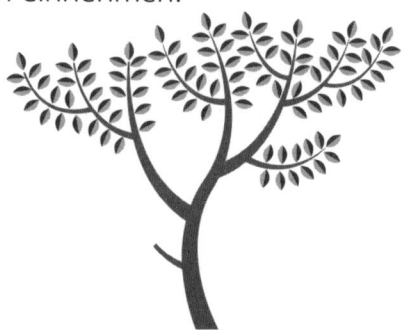

Suma (Pfaffia paniculata)

Die Sumapflanze ist ein großer, tropischer Strauch, der zur Familie der Fuchsschwanzgewächse (Amaranthaceae) gehört. Man nennt ihn auch brasilianischen Ginseng[29], Pfaffia oder Para toda (übersetzt „für alles") und nutzt nur seine Wurzel. Er stammt aus dem Amazonasbecken und den tropischen Teilen Brasiliens, Ecuadors, Panamas, Paraguays, Perus und Venezuelas.

Medizinische Wirkungen

Die medizinischen Wirkungen der Wurzel sind zahlreich: So wirkt sie ganz allgemein als Stärkungsmittel, beruhigt zudem bei Stress und stärkt bei Müdigkeit. Sie fördert die Blutzirkulation, stimuliert das Immunsystem und hat entzündungshemmende sowie wundheilende Effekte. Sogar eine aphrodisierende Wirkung sagt man ihr nach. Auch gegen Blutarmut, Diabetes, Krebs, hohen Blutdruck, Hormonstörungen, Rheuma und Bronchitis soll Suma helfen. Außerdem gibt es Hinweise auf eine normalisierende Funktion für Verdauungstrakt und Zentralnervensystem. Die Wurzel soll zudem bei chronischem Müdigkeitssyndrom und Fatigue[30] helfen.

Durch Forschungsarbeiten wurden schmerzhemmende, antientzündliche und Anti-Krebs-Wirkungen gezeigt, auch die Wirkung gegen Leukämie scheint bewiesen. Der Wurzelextrakt soll den Cholesterinspiegel reduzieren, immunmodulatorisch[31] wirken und ein zellulärer Schutzfaktor sein. Auch ein steroidaler Effekt ist bekannt (steroidal bedeutet im Wesentlichen: die Geschlechtshormone betreffend). Die Einheimischen verwendeten die Wurzel aufgrund ihrer antiallergischen, stimulierenden und

---

[29] *Die Pflanze ist jedoch in keiner Weise mit dem echten Ginseng (Panax Ginseng C.A.Meyer) botanisch verwandt.*
[30] *Eine Art bleierne Müdigkeit, die man z. B. auch bei Multipler Skleros oder nach einer Krebsoperation beobachten kann.*
[31] *verändert nach den durchgeführten Studien eine Überaktivität von Immunzellen*

zugleich nervenberuhigenden Wirkung. Sie enthält antioxidative Inhaltsstoffe und stärkt das Herz. Nach Überlieferung soll sie zudem gegen Blähungen helfen. Da sie auch östrogenähnliche Wirkungen hat, warnt man vor einer Anwendung bei Tumorarten, die von Östrogenen beeinflusst werden.

Traditionelles Rezept

Die getrocknete und pulverisierte Wurzel in ein Getränk mischen. Dafür rührt man einen Teelöffel Pulver in einen Saft oder 250 ml Wasser, kocht diese Mischung ca.15 Minuten, siebt die Rückstände ab und trinkt zwei- bis dreimal am Tag davon.[32]

Tawari amarillo (Tabebuia chrysantha (Vahl.) Nichols) und Tawari negro (Tabebuia serratifolia (Jacq.) Nichols)

Abbildungen Seite XI und XII

Tawari gehört zu den Trompetenbaumgewächsen (Bignoniaceae). Es handelt sich um einen hochgewachsenen Baum, den man in manchen Bereichen der südamerikanischen Regenwälder findet. Zu dieser Gattung gehören viele hohe und herrlich blühende Bäume, die große und wunderschöne rote oder violette Blüten haben.

Sie können in manchen Gegenden bis zu 700 Jahre alt und 20 Meter hoch werden. Da ihr Holz sehr beständig und hart sowie gegen Schädlinge besonders widerstandsfähig ist, nutzt man es für Hauskonstruktionen, Schiffsbauten und Landwirtschaftsgeräte.

Die englische Bezeichnung ist Lapacho, unter der er als Tee auch bei uns bekannt ist. Es gibt für ihn aber noch weitere

---

[32] *Informationen zu Bezugsquellen können kostenlos beim Leserservice des Verlags angefordert werden: NaturaViva Verlags GmbH, Leserservice Regenwald, Postfach 1203, 71256 Weil der Stadt/Deutschland, Telefax +49(0)7033/1380817.*

Namen: Abano, Acapro, Araguanei, Chacaradanga, Chonta, Curarire, Ipê, Ipê-contra-sarna, Ipê roxo, Pau d'arco, Tabebuia Ipê, Taheebo, Tahuari, Tajy und Trumpet tree.

Indigene, wie auch seinerzeit die Inkas, nutzen die Pflanze schon seit Urzeiten gegen zahlreiche Leiden.

Zu Heilzwecken wird nur die innere Rinde des Baumes, der Bast, verwendet. Sie fällt quasi als Abfallprodukt bei der Holzgewinnung an. Dadurch kann der Tee zu günstigen Preisen angeboten werden. Erntet man nur die Rinde, so wächst sie relativ schnell wieder nach, sodass kein dauerhafter Schaden an der Pflanze entsteht.

Medizinische Wirkungen

Den Bast von Tawari setzt man ein bei Malaria, Blutarmut, Atemproblemen, Erkältung, Husten, Grippe, Pilzinfektionen, Fieber, Arthritis, Rheuma, Kreislaufproblemen, Syphilis und Schlangenbissen. Er wirkt gegen Pilze, Viren und Bakterien. Er ist entzündungshemmend, tonisierend (steigert die Muskelanspannung), schweißtreibend, schmerzstillend, beruhigend, blutdrucksenkend, keimtötend und harntreibend. Der Bast hilft gegen Verdauungsschwäche, Insektenstiche, Wunden, Herpes, Schuppenflechte (Psoriasis), Gesichts-, Wund- und Gürtelrose.

Bei diesen vielfältigen Einsatzgebieten kann Lapacho als „Wundermittel" bezeichnet werden – er soll sogar gegen Krebs helfen. Dies ist jedoch umstritten und wird von manchen als reine Placebowirkung abgetan. Der Bast des Lapachobaums enthält zwar Wirkstoffe, die gegen Krebs helfen können. Eine ausreichende Dosierung soll jedoch starke Nebenwirkungen hervorrufen. Als krebsheilende Substanz identifizierte man Lapachol – zumindest scheint sie Tumore zu verkleinern. Außerdem enthält die Pflanze mindestens 20 weitere aktive Bestandteile, denen man eine Heilwirkung zuschreibt.

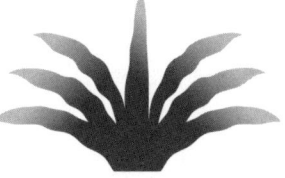

Der bei uns als Lapacho-Tee (Synonym: Tabebuia avellanedeae) bekannten Pflanze werden zahlreiche Heilwirkungen zugeschrieben.

Bewiesen ist z. B. die Stimulierung des Immunsystems und ihre antibakterielle Wirkung. Bereits der regelmäßige Genuss des Lapachotees soll das Immunsystem stärken. Für diese Wirkung werden Substanzen aus der Stoffgruppe der Chinone verantwortlich gemacht, die zu den sekundären Pflanzenstoffen (s. Anhang: Lexikon) zählen. Sie sollen bereits in Mengen, die in einem normalen Aufguss enthalten sind, die körpereigenen Abwehrkräfte stärken können. Der Tee enthält kein Koffein und weniger Gerbstoffe als andere Tees. Dadurch schmeckt er angenehm mild.

Tawari hat weltweit Bedeutung als pflanzliches Heilmittel erlangt. Außer bei den oben erwähnten therapeutischen Wirkungen verwendet man den Bast in Südamerika als Adstringens, Antiseptikum, Antibiotikum, als mildes Abführmittel, bei Diabetes, Prostataentzündung und Allergien. Auch in der Naturheilkunde der USA setzt man ihn ein, z. B. als schmerzstillendes Mittel, Antioxidans, Antiparasitikum, Antibiotikum, Antimykotikum (Wirkung gegen Hefepilze) und zusätzlich bei Durchfall und Krebs. Auch gegen Fieber, Infektionen, einige Autoimmunerkrankungen, Leukämie, Lebererkrankungen, Hodgkinlymphom und Parkinson soll er wirken. Die Anwendungsmöglichkeiten findet man zum Teil auch in Europa.

Man hat nachgewiesen, dass Tawari Substanzen enthält, die bestimmte Bakterien – im Fachausdruck grampositive Arten – sowie diverse Pilzarten und andere Parasiten abtöten. So konnte eine Wirkung gegen bestimmte Pilze wie Candida und Trichophyton gezeigt werden. Auch gegen die Bakteriengattung Staphylokokkus (ruft u. a. Lebensmittelvergiftung hervor), Bruzella- und Tuberkulosebakterien scheint Tawari helfen zu können, ebenso bei Befall durch die gefährlichen Streptokokkus- (rufen u. a. Masern, Mandelentzündungen hervor) und Shigella-Bakterien (Erreger der bakteriellen Ruhr). Zusätzlich hilft die Pflanze gegen verschiedene Virusarten; dazu gehören Herpes I und

II, Influenza- und Poliovirus sowie der Virus vesicae stomatitis. Außerdem zeigte sich bewiesenermaßen eine Wirksamkeit bei Malaria, Schistosoma (Pärchenegel, ein Vertreter davon ist der Erreger der Bilharziose) und Trypanosoma (löst z. B. die Schlafkrankheit aus).

Traditionelles Rezept

Ein traditionelles Rezept zur Senkung des Blutzuckerspiegels, Minderung von Blähungen und Heilung von Gallenblasensteinen sowie Lebererkrankungen lautet folgendermaßen: Zwei Esslöffel getrocknete Rinde mit einem Liter Wasser vermischen, zum Kochen bringen, 20–25 Minuten kochen, abkühlen lassen, abseihen und den Tee trinken. Erhältlich ist der getrocknete, gemahlene Bast der Pflanze.[33]

Vorsicht ist angebracht, da Lapachon bei empfindlichen Personen eine Allergie auslösen kann. Vor Überdosierung und längerer Anwendung als sechs Wochen wird gewarnt. Auch Schwangere sollten die Pflanze allenfalls äußerlich anwenden. Als Bestandteil von Salben ist Lapacho offensichtlich problemlos verwendbar.

---

[33] *Informationen zu Bezugsquellen können kostenlos beim Leserservice des Verlags angefordert werden: NaturaViva Verlags GmbH, Leserservice Regenwald, Postfach 1203, 71256 Weil der Stadt/Deutschland, Telefax +49(0)7033/1380817.*

Ucuúba – der Talgmuskatbaum (Virola sebifera)

Der schlanke Talgmuskatbaum wird bis zu 30 Meter hoch und gehört zu den sogenannten Muskatnussgewächsen (Myristicaceae). Volkstümlich wird er als Ucuúba-do-Cerrado (englisch: Red Ucuuba) bezeichnet. Die Baumart ist hauptsächlich im brasilianischen Amazonasurwald verbreitet. Es gibt ca. 40–60 Arten dieser Bäume, die schwer voneinander zu unterscheiden sind.

Medizinische Wirkungen

In Bolivien verwenden Chácobo-Indianer das Harz des Virolabaumes gegen Pilzerkrankungen. Außerdem wird die Pflanze zu Schnupfpulver verarbeitet und als Verhütungsmittel sowie gegen Fiebererkrankungen eingesetzt; dazu nutzen Schamanen in Venezuela die Innenrinde. Die Einheimischen behandeln damit auch Hautkrankheiten.

Bei uns ist es Bestandteil der Homöopathie. Dort heißt das Mittel Myristica sebifera (Kurzform: Myris) und wird aus dem frischen, roten Saft der verletzten Baumrinde gewonnen. Man nennt es auch „homöopathisches Messer" oder „homöopathisches Skalpell" und setzt es besonders bei Beschwerden ein, in deren Rahmen Eiter aus einer Hautentzündung abfließen soll.

In der Homöopathie werden damit z. B. Abszesse, Furunkel und bakteriell-eitrige Mandelentzündung behandelt. Es ist aus Sicht der Homöopathie jedoch zu wenig untersucht.

Auch zur Seifenherstellung wird Ucuúba verwendet.

Yacón (Smallanthus sonchifolius)

Abbildung Seite XII

Yacón ist eine Pflanze aus der Familie der Korbblütler (Asteraceae), die im Amazonasregenwald und ähnlichen Gebieten, z. B. in Peru, wächst. Sie liefert nicht nur essbare Bestandteile in Form der Wurzel, sondern bietet auch medizinisch nutzbare Inhaltsstoffe.

Sie wurde bereits von den Preinka-Kulturen domestiziert und bis vor Kurzem in den Gärten für traditionelle Kulturereignisse sowie für den Eigenbedarf angebaut. Außerdem findet man Yacón in Honig, Flocken und in Form von Mehl.

Die Pflanze wird entsprechend den Richtlinien des Biohandels vom Projekt PeruBiodiverso hergestellt (s. Seite 145).

Medizinische Wirkungen

Die essbaren Wurzeln der Pflanze sind reich an sogenannten Fructooligosacchariden (FOS). Diese spezielle Zuckerart wird im Verdauungsprozess in eine lösliche Faser umgewandelt. Dadurch liefert sie weniger Kohlenhydrate als aufgrund des Gehalts an Nährstoffen eigentlich zu erwarten wären: 100 g der Pflanze haben nur 54 kcal. Durch diese Form der Inhaltsstoffe wird die Konzentration an Glucose (Traubenzucker) im Blut nicht erhöht, sodass Yacón für Diabetiker gut geeignet ist. Entsprechend wird der aus ihr hergestellte Sirup auf dem regionalen Markt von Diabetikern gekauft und getrunken. Zusätzlich findet man in den Blättern der Pflanze Wirkstoffe, die den Cholesterinwert senken; dafür werden die Blätter als Tee und in Tablettenform genutzt.

Yahuati Caspi (Abuta grandifolia)

Yahuati Caspi bedeutet aus der Quechua-Sprache übersetzt Schildkrötenbaum. Es handelt sich um eine Kletterpflanze, die zur Familie der Mondsamengewächse (Menispermaceae) gehört. Sie kann bis zu sechs Meter hoch wachsen und hat lange Blätter, große, ungenießbare Früchte und einen holzigen Stamm. Ursprünglich fand man sie in Südamerika und Indien. Sie wächst im tropischen Amazonasbecken oder in anderen feuchten, tropischen Gegenden dieser Welt. Die Pflanze ist auch unter folgenden Namen bekannt: Ancabesux (Siona), Bofrusiri (Surinam),

Caimitillo, Motelo Sanango, Palo de Motelo (Ecuador), Pancha Muca (Shipibo-Conibo), Sanango, Soga und Trompetero sacha.

Medizinische Wirkungen

Yahuati wird hauptsächlich von Frauen genutzt, um Menstruationsbeschwerden zu lindern und Blutungen nach der Geburt zu stillen. Die höchste Wirksamkeit besitzen die Wurzeln, aber auch die Blätter werden verwendet.

Zusätzlich hilft die Pflanze gegen Diabetes, bei zahnmedizinischen Behandlungen, Blutarmut, hohem Cholesterinspiegel, Fieber, Rheuma, bei Magengeschwüren, gegen Nierensteine und andere Nierenprobleme. Auch als Aphrodisiakum und sogar gegen Malaria kommt die Pflanze zum Einsatz. Sie ist gegen Tuberkulose aktiv und kann den Blutzuckerspiegel senken. Die Quechuas in Südamerika setzen sie auch noch gegen Verstopfung, Durchfall und Magenschmerzen ein. Bei Schlangenbissen wird sie auf die Bisswunde aufgelegt, um eine mögliche Entzündung zu verhindern.

Außerdem hat die Pflanze eine entkrampfende Wirkung auf Muskeln und Blutgefäße; Letzteres hilft bei der Senkung des Blutdrucks. Aus den gekochten reifen Früchten stellen die Huaoranis – ein indigener Volksstamm aus dem Osten Ecuadors – ein Getränk her, das gegen Kopfschmerzen hilft. Ein halbes Glas zweimal täglich soll die Schmerzen lindern. Bei uns wird Yahuati als homöopathisches Mittel in Form einer Muttertinktur eingesetzt.

In der westlichen Welt hat man bereits vor 40 Jahren einige Untersuchungen – vor allem Tierversuche – mit dieser und einigen verwandten Arten durchgeführt. Daraus und auch aus Anwendungen beim Menschen sind keine Nebenwirkungen bekannt. Dennoch sollten Schwangere es nicht einnehmen, um eine mögliche Kontraktionen der Gebärmutter und damit eine Fehlgeburt zu vermeiden. Auch während des Stillzeit ist darauf zu verzichten. Für Kinder und alte Menschen gibt es noch keine ausreichenden Studien über die Auswirkungen auf die Herzfunktion. Auch weiß man nicht, ob Wechselwirkungen mit anderen Medikamenten auftreten, sodass andere Präparate nicht gemeinsam mit der Pflanze eingenommen werden sollten; dasselbe gilt für die gleichzeitige Einnahme von Drogen oder wenn man unter Herzproblemen leidet.

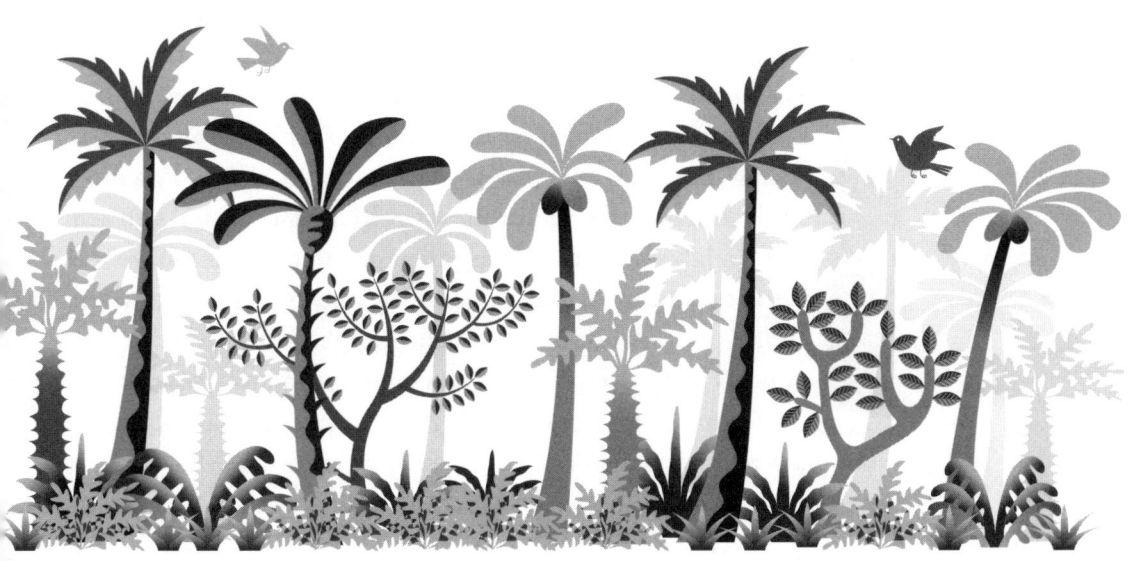

Kurioses aus dem Regenwald

Mangostane (Garcinia mangostana)

Garcinia mangostana ist ein immergrüner Baum, der sieben bis 25 Meter hoch wird. Er gehört der Gattung Garcinia in der Familie der Clusiaceae an; das Wort „Mangostan" stammt aus dem Malaiischen.

Die Früchte des Baumes – auch bei uns erhältlich – sind etwa tomatengroß und weisen auf der oberen Seite ein festes, kelchartiges Blatt auf. Unter der lederartigen, rotbraunen bis violetten Schale sitzt das fast weiße Fruchtfleisch. Es ist in einzelne Segmente aufgeteilt und lässt sich leicht heraustrennen. Die Schale der Frucht ist etwa sechs bis neun Millimeter dick und enthält einen violetten Farbstoff, den die Einheimischen ebenfalls verwenden.

Der Mangostanbaum ist auf Malakka (Malaysia) heimisch und wird in den Tropen kultiviert sowie in Mittelamerika und Brasilien. Die Frucht – Mangostane – schmeckt angenehm säuerlich und ihre Schale wird aufgrund antioxidativer Eigenschaften für die Herstellung von Tees verwendet.

Wegen der zahlreichen sekundären Pflanzenstoffe (s. Anhang: Lexikon) wie Xanthone, Antioxidanzien, Polyphenole und anderer Vitalstoffe wird Mangostane in Asien seit vielen Jahren für die Gesundheit genutzt. Xanthine weisen eine starke antioxidative Wirkung auf, ihre Verbindungen wirken entzündungshemmend, gegen Pilze, Mikroben und Viren, tumor- und geschwürhemmend, leberschützend und allergiehemmend. Auch gegen Antibiotika resistente Staphylokokken sind die Xanthine der Mangostane wirksam.

Abbildungen Seite XII und XIII

Der Baum kann bis zu 100 Jahre lang Früchte tragen und ist einer der wenigen, die keine Schädlingsbekämpfungsmittel benötigen. Die Früchte müssen von Hand geerntet werden.

Das Kuriose an dieser Regenwaldpflanze ist, dass man den aus ihren Blättern gewonnenen Tee als effizientes Verhütungsmittel für den Mann verwenden kann, wie in einem Bericht von Greenpeace Österreich zur nachhaltigen Nutzung des Regenwaldes nachzulesen ist (s. Anhang: Quellenverzeichnis). Der Grund: Die Spermien sterben durch den Genuss dieses Gebräus bereits in den Hoden ab. Diese Wirkung scheint aber bisher noch keinen Eingang in wissenschaftliche Untersuchungen gefunden zu haben.

Die „Pille" für den Mann!

Vampirfledermäuse

Blutgerinnsel verursachen im Gehirn eine Störung der Durchblutung und führen möglicherweise zu einem Schlaganfall, der noch immer zu den häufigsten Todesursachen gehört. Diese Gerinnsel müssen aufgelöst werden. Bekannt ist die Anwendung von Blutegelsubstanzen (Hirudin). Noch wirkungsvollere Stoffe kommen von den Vampirfledermäusen Mittel- und Südamerikas: Die Blutsauger haben in ihrem Speichel eine Substanz, die das Blut frei fließen lässt, die Gerinnung verhindert und gefährliche Blutgerinnsel im Gehirn von Schlaganfallpatienten auflösen kann. Diese Speichelsubstanz heißt Desmoteplase; man untersucht sie z. B. an der Uniklinik in Leipzig und hofft, damit irreversible Hirnschäden zu vermeiden. Auch in Australien forscht man daran.

Abbildung Seite XIII

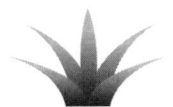

Das Tier benötigt diese Substanz, um zu verhindern, dass das Blut, das aus der Wunde des Beutetiers fließt, gerinnt und der Blutstrom dadurch versiegt. Das bisherige Medikament, der „Tissue Plasminogen Activator" (t-PA), kann das Gehirn der Patienten

Mit dem Speichel der Vampirfledermaus gegen Herzattacken.

weiter schädigen, indem es eine fortschreitende Zelldegeneration im Gehirn verursacht. Außerdem muss t-PA innerhalb von drei Stunden nach Einsetzen der Schlaganfallsymptome angewandt werden, um das Risiko weiterer Hirnschädigungen zu vermeiden. Diese Nebenwirkungen hat das Enzym des Fledermausspeichels (DSPA) nicht. Der Wirkstoff bietet eine sichere Behandlung über längere Zeiträume, da er keine schädigende Wirkung auf Gehirnzellen ausübt und verstopfte Arterien doppelt so schnell wie bisherige Medikamente öffnen kann. Zudem ist seine Wirkung nur auf den Bereich des Blutgerinnsels beschränkt.

Wild Yam (Dioscorea spp.)

Abbildung Seite XIII

Die mexikanische Wild Yam ist eine typische Regenwaldpflanze, die außerhalb ihres angestammten Lebensraumes nicht blüht.

Es ist vielleicht für manche überraschend, dass Frauen indigener Völker bestimmte Pflanzen zur Empfängnisverhütung nutzen und schon immer genutzt haben. Ein Grund dafür war sicher, dass sie erkannten, dass sie nicht mehr Kinder ernähren könnten; somit verhinderten sie mithilfe der Phytomedizin – also mit Pflanzenheilkunde – dass sie weitere bekamen.

Die Substanzen, die in diesem Falle zu dieser Wirkung führen, stammen aus der chemischen Klasse der Steroide, zu der auch die Sexualhormone und das Cortison gehören. Ursprünglich konnte man Cortison nur aus bzw. mit der Hilfe von Tieren erzeugen. Chemiker gewannen es 1935 aus dem Urin von Ochsen. Anschließend benötigte man weitere 38 Stufen chemischer Veränderung, um es zu dem wirkungsvollen Steroid zu machen, das man als entzündungshemmendes Mittel bei vielen Krankheiten des rheumatischen Formenkreises sowie anderer Entzündungen einsetzt. 1938 kostete ein Gramm des natürlichen Cortisons, das auf diese aufwändige Art und Weise hergestellt wurde, 1.938,– US $!

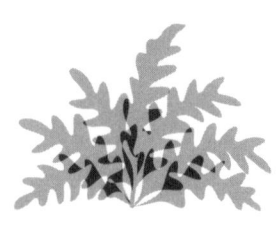

Mexican Yam enthält ein Steroid mit Namen Diosgenin, einer Vorstufe des weiblichen Geschlechtshormons Progesteron. Diosgenin ist die Basis für eine Vielzahl von steroidhaltigen Medikamenten wie z. B. der Antibabypille. Außerdem werden aus dieser Substanz sowohl die Sexualhormone Progesteron, Östrogen und Androgen als auch die halbsynthetischen Abkömmlinge Cortison und Hydrocortison gewonnen. Letzteres verwendet man bei Arthritis, Rheuma, Allergien, Hauterkrankungen und Augenentzündungen.

Jahrelang beobachteten Ethnobotaniker, dass die indigenen Völker bestimmte Pflanzen zum Beispiel als Fischgifte verwendeten. Sie enthalten Substanzen, die in Wasser schäumen und deshalb als Saponine bezeichnet werden und zu den sogenannten sekundären Pflanzenstoffen (s. Anhang: Lexikon) gehören; auch bei ihnen handelt es sich um Steroide. Einige Stämme verwendeten diese saponinhaltigen Pflanzen als orale Verhütungsmittel.

Der Biochemiker Russell Marker aus den USA veröffentlichte 1940 eine Untersuchung über Diosgenin, ein Saponin, das er aus der mexikanischen Yamsart der Gattung Dioscorea isolierte. Daraus stellte er das menschliche Hormon Testosteron in acht und Progesteron in nur fünf Stufen her. Die Pläne Markers, Yams für die Massenproduktion menschlicher Steroide einzusetzen, waren nicht einfach umzusetzen. Erst als er einem Geschäftsmann in Mexiko City die Substanz anbot, der ihm 80 Dollar pro Gramm dafür gab, überraschte er den Unternehmer mit zwei Kilogramm der Substanz, die er innerhalb kürzester Zeit hergestellt hatte.

Es wurde eine Gesellschaft mit Namen Syntex gegründet, deren Ziel es war, Steroide aus diesen Yamsarten herzustellen. Schließlich gelang es, Progesteron, dann Testosteron und das weibliche Hormon Östrogen aus der mexikanischen Pflanze zu gewinnen. Man sagt dem Chemiker Dr. George Rosenkranz, dem dies schlussendlich gelang, das Zitat nach: „Adam goes into

Die Wild Yam dient nicht nur zur Empfängnisverhütung, ihre Anti-Aging-Eigenschaften sind ebenso beachtlich wie ihr Einsatz in den Wechseljahren.

the test tube and Eve comes out." Übersetzt bedeutet das ungefähr so viel wie: Adam geht ins Teströhrchen und Eva kommt heraus.

Mithilfe der Pflanze konnten und können kostengünstige Steroide hergestellt werden: oral einzunehmende Verhütungsmittel, Fruchtbarkeitspillen und ein großes Spektrum von Cortisonpräparaten. Bis heute wird Russel Markers Verfahren für die Herstellung der Antibabypille verwendet.

Das natürliche Verhütungsmittel der Azteken

Die Azteken nannten Mexican Yam die „anmutige Pflanze". Heiler und Heilerinnen verwenden deren Wurzel: Sie trocknen die Knolle im Schatten bei niedrigen Temperaturen und pulverisieren sie anschließend im Mörser. Manchmal verarbeiten sie die Knolle auch frisch zu einem Mus. Damit man Yam jedoch regelmäßig einnehmen und optimal dosieren kann, ist das Pulver besser geeignet. Sobald es fertig ist, wird es in verschieden große Beutelchen gefüllt und schließlich an bestimmte Frauen des Stammes verteilt. Die größeren Beutelchen bekommen Frauen, die zum jeweiligen Zeitpunkt nicht schwanger werden wollen.

Weitere Wirkungen der Mexican Wild Yam

Die Pflanze dient den indigenen Frauen Nord-, Mittel- und Südamerikas nicht nur zur Verhütung – sie gilt auch als Heil- und Verjüngungspflanze. So sagt man, dass die Frauen von Naturvölkern, die das Pulver einnehmen, regelrecht aufblühen, ihren Körper und sein Hormongleichgewicht harmonisieren sowie deutlich jünger aussehen. Von Nebenwirkungen ist dort keine Rede. Je nach Dosis eignet sich die Knolle auch zur Linderung von Beschwerden im Rahmen der Wechseljahre und des prämenstruellen Syndroms (PMS; vgl. auch Seite 125).

Es gibt verschiedene Arten der wilden Yamswurzel mit unterschiedlichem Diosgeningehalt. Die Mexican Wild Yam (Discorea machrostachya mexicana) eignet sich am besten zur Empfängnisverhütung. Sie weist zwar von allen den geringsten Diosgeningehalt auf, ist aber dennoch am wirkungsvollsten. Dies ist ein Hinweis darauf, dass nicht ein einzelner Stoff für die Wirkung verantwortlich ist, sondern die Gesamtheit aller Inhaltsstoffe, die sich wechselseitig verstärken.

Die Yamswurzel wirkt darüber hinaus auch krampflösend bei Koliken, entzündungshemmend, lindernd bei rheumatischen Schmerzzuständen, schweiß-, harn- sowie galletreibend und ist mit leberschützenden Substanzen ausgestattet. Sogar die Männer der Indigenen schätzen die wilde Yams als Verjüngungsmittel – in geringer Dosierung.

Der Verhütungsmechanismus der Mexican Wild Yam

Während der fruchtbaren Tage der Frau ist ihr Zervixschleim – das ist jene Flüssigkeit an der Scheideninnenwand – so beschaffen, dass die Samenzellen leicht und rasch zur Eizelle gelangen können. Dies bewirken die Östrogene. Einige Stunden nach dem Eisprung steigt die hormonelle Beschaffenheit im Organismus: Die Gestagene im Blut nehmen plötzlich schlagartig zu. Dadurch wird der Zervixschleim für Spermien unüberwindlich. Manche Fachleute vermuten nun, dass das Diosgenin in der wilden Yams die Wirkung der Gestagene imitiert. Allerdings gibt es dazu auch andere Theorien.

Der Vorteil der Pflanze ist, dass sie weder die Eireifung noch den Eisprung und auch nicht den natürlichen Menstruationszyklus in irgendeiner Form beeinträchtigt, manipuliert oder gar – wie bei der Antibabypille – ganz verhindert.

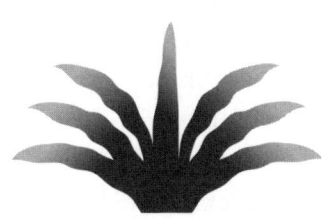

Sogar ein Teil der US-amerikanischen Frauen nutzen Mexican Yam

Bereits 1986 erschien eine kleine Broschüre der US-amerikanischen Hebamme Willa Shaffer: „Wild Yam: Birth Control Without Fear". Sie begann 1981 damit, ihren Klientinnen Wild Yam zu geben. Das Ergebnis war ein sicherer Verhütungsschutz, ein verbessertes Wohlbefinden und eine völlig unproblematische Menstruation – und dies alles ohne Nebenwirkungen, egal ob die Frau schon Kinder hatte oder nicht. Weder Gewichtszunahme, Anschwellungen, Krämpfe, noch Hormonveränderungen scheint es mit dieser Pflanze zu geben.

Dafür muss man die Knolle täglich einnehmen: Mit je 1.500 mg von der getrockneten und pulverisierten wilden Yamswurzel morgens und abends soll man eine durchschnittliche Verhütungssicherheit von 97 % erreichen. Sofern die Einnahme regelmäßig ist, die Frau einen natürlichen Lebensstil pflegt und die Gesundheit stabil ist, soll diese Rate bei 100 % liegen. Wie bei der „Pille" ist die korrekte und regelmäßige Einnahme eine wichtige Grundlage für den Erfolg. Angewendet werden kann dieser Empfängnisschutz ab erfolgter Pubertätsreife. Den vollkommenen Schutz, sprich ein kompletter Film, der das Eindringen der Spermien verhindert, ist erst nach einer Einnahme von neun (bei sehr jungen Anwenderinnen elf) Wochen aufgebaut. Diese Zeit muss mit anderen Verhütungsmitteln (Kondomen) überbrückt werden. Hat man vorab die Antibabypille eingenommen, muss man nach deren Absetzen noch zwei bis drei Tage warten, bevor mit der Wild Yam begonnen werden kann.

Unsicherheitsfaktoren, die trotzdem zu einer Schwangerschaft führen, sind eine unregelmäßige Einnahme und schlechte Produktqualität. Selbstverständlich verträgt sich die Einnahme von Drogen, Alkohol und Nikotin (auch starkes Passivrauchen) ebenfalls nicht gut mit der wilden Yamswurzel. Auch starke Medikamente (z. B. Herzmittel, Valium, Antibiotika) sowie der übermäßige Verzehr von Zucker, zuckerhaltigen Getränken und

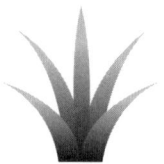

Süßigkeiten verschlechtern die Wirkung der Knolle. Sollte man zu diesen Risikogruppen gehören, ein deutliches Übergewicht haben oder gerade an einer Entschlackungskur teilnehmen, muss die tägliche Dosis höher liegen.

Vergisst man das Verhütungsmittel einmal, ist das nicht problematisch, wenn der fertig aufgebaute Dauerfilm bereits besteht. Dann können gesunde Frauen auch einmal zwei bis drei Tage, junge Frauen jedoch nur einen Tag aussetzen. Hat man jedoch länger als vier bis fünf Tage keine Yamswurzel zu sich genommen, muss man damit rechnen, dass der Film möglicherweise durchlässig wird und erneut eine Vorlaufzeit von neun bis elf Wochen erforderlich ist, um einen optimalen Schutz zu haben.

Leider wurde diese Wirkung der mexikanischen Wild Yam bislang schulmedizinisch nicht getestet. Doch ist dies tatsächlich so überraschend bei einem äußerst lukrativen Markt mit herkömmlichen Kontrazeptiva (Verhütungsmitteln)? Man kann sich hier – wie bei den vielen in diesem Buch aufgeführten Pflanzen – nur auf die jahrhundertelange Erfahrung der Naturvölker verlassen.

Mit Wild Yam zum hormonellen Gleichgewicht

Rita Elkins berichtet in ihrem Buch von den bahnbrechenden Erfolgen des Arztes Dr. John R. Lee; er konnte sowohl seinen jungen als auch den älteren Patientinnen mit der Yamsknolle helfen.

Dr. Lee sieht die Ursache von PMS und Wechseljahresbeschwerden nicht – wie häufig angenommen – in einem zu niedrigen Östrogenspiegel. Er hält den im Verhältnis zum Östrogenspiegel zu niedriger Progesteronspiegel für die Ursache der Probleme. Die Folge davon ist das prämenstruelle Syndrom, das viele Frauen kennen. Es äußert sich in den letzten zwei Wochen des Zyklus mit Spannungen in den Brüsten, Kopfschmerzen, Ängstlichkeit und Weinerlichkeit, Müdigkeit, Krämpfen, Rückenschmerzen, Heißhunger auf Kohlenhydrate und Zucker, Akne, Gewichtszunahme und Wassereinlagerungen, Stimmungswandel bis hin zu

Depressionen etc. Dr. Joel T. Hargrove vom Vanderbilt University Medical Center stellte begeistert fest, dass all diese Symptome durch die Einnahme von Wild-Yam-Präparaten bei 90 % aller Patientinnen erfolgreich verhindert werden konnten.

Aber auch die Beschwerden der Wechseljahre kann man mit dieser „Wunderpflanze" lindern. Durch das hormonelle Ungleichgewicht zwischen Östrogen und Progesteron kann es zu Hitzewallungen, Schweißausbrüchen, vaginaler Trockenheit, Schlafstörungen, Stimmungsveränderungen, Zyklusstörungen und der gefürchteten Osteoporose kommen.

> Die Natur hat die passende Alternative zu den nebenwirkungsbehafteten künstlichen Hormonpräparaten.

Viele Frauen begegnen diesen Problemen mithilfe von Wechseljahrshormonen, die nicht nur wegen ihrer Krebsgefahr ins Gerede kamen, ganz zu schweigen davon, dass psychische Probleme nicht verbessert wurden; auch die Osteoporoseproblematik bekam man damit nicht in den Griff. Da hörte man plötzlich aus den USA, dass die Wild-Yam-Wurzel eine stark knochenverdichtende Wirkung habe. Dr. Lee wertete dazu seine Behandlungserfolge bei 100 menopausalen Patientinnen aus. Zuerst hatte er ihnen empfohlen, das ursprüngliche künstliche Hormonpräparat abzusetzen. Dann sollten seine Patientinnen über einen Zeitraum von drei Jahren ausschließlich eine Creme aus natürlichem Mexican-Wild-Yam nach seinen Anweisungen anwenden. Erschwerend kam hinzu, dass sich ein Großteil dieser Frauen bereits in verschieden stark ausgeprägten Osteoporosestadien befand. Die Ergebnisse nach der Anwendung: Die Patientinnen hatten keine Schmerzen mehr und es trat kein einziger Knochenbruch mehr auf. Die Knochendichte konnte bei der Mehrzahl der Frauen nicht nur erhalten, sondern in vielen Fällen sogar enorm gesteigert werden. Andere Frauenärzte konnten die Knochendichte um bis zu 25 % steigern. Diejenigen Frauen mit der niedrigsten Knochendichte hatten die größte Zunahme daran – und das alles ohne Nebenwirkungen.

Dabei beginnt man mit einer niedrigen Dosis von etwa 400 mg täglich und steigert diese je nach Bedarf auf bis zu 1.000 mg. An dieser Dosierung erkennen Sie, warum die indianischen Heilerinnen kleine Beutelchen vorbereitet hatten: für diejenigen Frauen, die prämenstruelle oder klimakterische Beschwerden hatten.

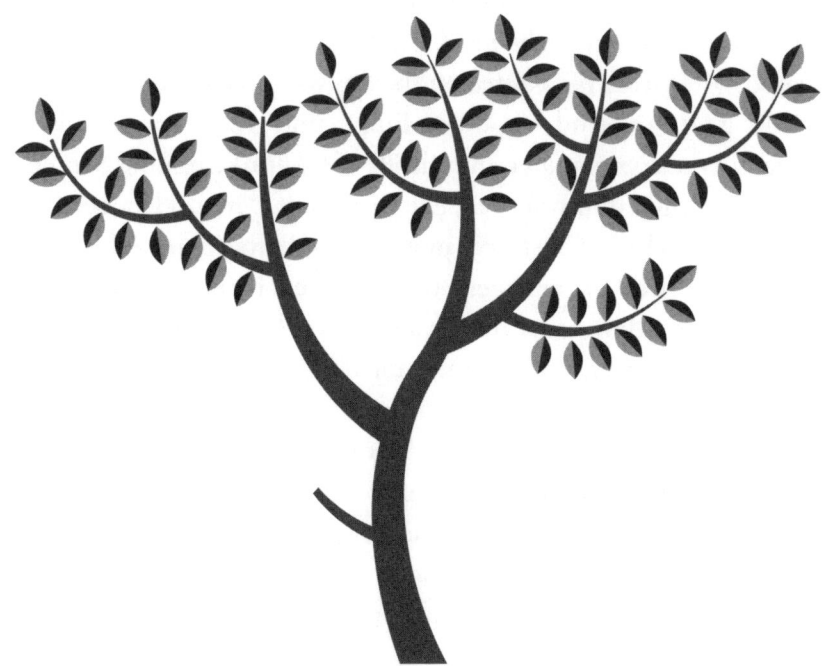

Nahrungsergänzungen aus dem Regenwald

Borojó (Borojoa patinoi Cuatrecasas)

Der Borojóbaum gehört zur botanischen Familie der Rötegewächse (Rubiaceae) und ist mit drei bis sechs Metern eher klein. Er kommt im Pazifikregenwald vor, außerdem im südlichen und westlichen Amazonasbecken, im Grenzdreieck von Brasilien, Peru und Bolivien. Er wächst häufig in der Nähe von Flüssen oder Bächen, meistens im Schatten höherer Bäume.

Ein „Liebessaft", der auch Blutzucker und Bluthochdruck positiv beeinflusst.

Er liefert eine wertvolle Frucht mit großer regionaler Bedeutung. In ganz Kolumbien wird sie als eingedicktes Konzentrat verkauft.

Das Problem bei der Kultivierung ist, dass die Pflanze die direkte Sonneneinstrahlung nicht gut verträgt. Sie ist jedoch ideal für Aufforstungsgebiete mit Baumbestand unterschiedlicher Höhe.

Die Borojófrucht ist mit einem Durchmesser von sieben bis zwölf Zentimetern recht groß. Ihre Farbe variiert je nach Reifegrad von Grün bis Kaffeebraun. Sie wiegt zwischen 700 und 1.000 g, davon sind ca. 88 % Pulpe und 12 % Samen sowie Schale. Die Borojófrucht enthält 90–640 dunkelbraune Samenkerne und gilt dann als reif, wenn sie auf den Boden gefallen ist. Das Fruchtmark ist von bräunlicher Farbe, sehr zähflüssig, riecht „ölig" und hat einen eigenartig sauren, beinahe essigartigen Geschmack. Man kann die Frucht frisch kaum genießen, man kocht sie besser ein und süßt sie mit Honig.

Medizinische Wirkungen

Den Indios im Chocó und im Nordosten von Valle del Cauca (Kolumbien) und Darién (Panama) war die Borojófrucht lange vor der Zeit Christoph Kolumbus' bekannt. Der Stamm der Emberas im Departamento Chocó verwendet sie auch heute noch zur Wundheilung, zur Bekämpfung von Mangelernährung und als Aphrodisiakum („Jugo de Amor", übersetzt bedeutet das „Liebessaft"). Außerdem soll die Frucht den Blutzucker und einen hohen Blutdruck stabilisieren. Forscher an der Universität von Santiago de Cali, Kolumbien, fanden in ihr hohe Konzentrationen an Sesquiterpenen, die u. a. das Zellwachstum in bösartigen Tumoren hemmen sollen.

Camu Camu (Myrciaria dubia)

Die Camu-Camu-Frucht wächst unter anderem in den Quellgebieten bzw. im Becken des Amazonas, gerne in überschwemmten Regionen. Sie stammt von einem Strauch, der zur Pflanzenfamilie der Myrtengewächse (Myrtaceae) gehört. Er wird bis zu fünf Meter hoch. Man kennt die Frucht auch unter den Namen Araca d'Agua (Brasilien), Cacari, Guayabo (Kolumbien) und Guayabito (Venezuela).

Die Früchte ähneln im Aussehen Kirschen und sind die Vitamin-C-reichsten Früchte der Erde: sie enthalten über 2.000 mg (sogar bis zu 2.994,2 mg wurden gefunden) Vitamin C in 100 g Fruchtfleisch. Zum Vergleich: 100 g Orange enthalten ca. 50 mg, 100 g Kiwi enthalten 100 mg Vitamin C. Camu Camu enthält 30- bis 60-mal mehr Vitamin C als die beiden Früchte! Damit ein Erwachsener seinen Tagesbedarf an Vitamin C deckt, benötigt er nur fünf Gramm von der Regenwaldfrucht. Von einer Kiwi muss man schon die ganze Frucht essen, um denselben Effekt zu bekommen. Sogar die bekannte Acerolafrucht wird von Camu Camu hinsichtlich der Vitaminkonzentration um das Dreifache übertroffen.

Bislang wurde Camu Camu nur vor Ort zu Saft bereitet. Problematisch ist, dass die von Natur aus sehr herb schmeckende Frucht sehr bald zu gären beginnt, sofern sie nicht gekühlt aufbewahrt und verarbeitet wird. Seit Mitte der 1990er-Jahre wird sie auch von der örtlichen Bevölkerung angebaut, wobei ausschließ-

Abbildung Seite XIV

Die „Regenwaldkirsche" mit dem überragenden Vitamingehalt.

lich die Wildfrucht diese hohen Vitamin-C-Konzentrationen enthält. Wird die Pflanze kultiviert, sinkt der Vitamin-C-Gehalt stark ab.

Man nutzt die Frucht auch, um Säfte, Konfitüren, Eis und Fruchtjoghurts herzustellen. Fruchtpulpe oder Auszüge der Pflanze werden Energiedrinks und Milchprodukten zugegeben.

Die Pflanze wird unter anderem entsprechend den Richtlinien des Biohandels vom Projekt PeruBiodiverso hergestellt.

Medizinische Wirkungen In ihrem Ursprungsland kennt man die Frucht als starkes Antioxidationsmittel (s. Anhang: Lexikon) und als Antidepressivum. Auch zum Abbau von Stress und bei grippalen Infekten wird sie eingesetzt. Camu Camu weist aber nicht nur viel Vitamin C auf. Sie enthält im Vergleich zu Orangen auch zehnmal mehr Spurenelemente wie Eisen, doppelt soviel Phosphor, Betacarotin, Kalzium, Vitamin B_1, B_2 und B_3 sowie einen umfangreichen Komplex an Mineralien und Aminosäuren (Eiweißbausteine). Außerdem findet man in der Frucht natürliche Begleitstoffe wie Rutin und Bioflavonoide, welche die Wirkung von Vitamin C steigern und eine optimale Bioverfügbarkeit bewirken.[34]

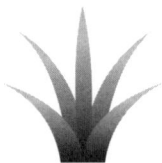

---

[34] *Informationen zu Bezugsquellen können kostenlos beim Leserservice des Verlags angefordert werden: NaturaViva Verlags GmbH, Leserservice Regenwald, Postfach 1203, 71256 Weil der Stadt/Deutschland, Telefax +49(0)7033/1380817.*

Sacha Inchi (Plukenetia Volubilis Linneo)

Sacha Inchi stammt aus der Sprache der Quechuas und bedeutet Hügelerdnüsse; die Pflanze gehört zu den Wolfsmilchgewächsen (Euphorbiaceae). Es handelt sich um eine wilde Kletterpflanze, die man im Regenwald Perus findet. Man kennt diese Pflanze auch als die „Erdnuss der Inkas" (Synonym: Inca inchi). Sie ist ein tausendjähriges Vermächtnis alter Zivilisationen Perus und wird von Leuten genutzt, die in der Umgebung des Amazonas leben. Während der Inkazeit war sie in ihrem gesamten Territorium verbreitet. Sacha Inchi wird auch heute noch von einheimischen Gemeinschaften und Bauerngesellschaften als Teil ihrer Kultur und Tradition kultiviert.

Aus den Samen wird ein hochwertiges Öl gewonnen, das einen hohen Gehalt an ungesättigten Fettsäuren (Omega-3, Omega-6 und Omega-9) aufweist. Diese für uns lebensnotwendigen Fettsäuren der Pflanze spielen eine wichtige Rolle in fast allen Funktionen des menschlichen Organismus. Sie sind für viele Stoffwechselprozesse und Vitalfunktionen erforderlich wie z.B. für das richtige Arbeiten des Gehirns, des Herzens, des Immunsystems und der Reduzierung von Cholesterin. 100 g der essbaren Samen enthalten 562 kcal, 33,3 g Eiweiß, 48,7 g Fett, 9,5 g Kohlenhydrate und 1,6 g Fasern. Das Öl enthält 48% Omega-3-, 35% Omega-6- und 9% Omega-9-Fettsäuren.

Man kann Sacha Inchi sehr vielfältig einsetzen: in der Ernährung, als Küchenöl, als „Nutraceutical" (Functional Food) oder als Bestandteil für die kosmetische und pharmazeutische Industrie. Es wird sowohl regional als auch international vermarktet. Man empfiehlt es für Diäten, die das Ziel haben, Cholesterin zu reduzieren.

Abbildung Seite XIV

Die Inkanuss mit den lebenswichtigen Fettsäuren für unsere Gesundheit.

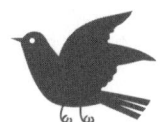

Gegen viele Krankheiten ist im Regenwald ein „Kraut" gewachsen

Wie auf den vorigen Seiten gezeigt, haben viele Pflanzen aus dem Regenwald eine heilende Wirkung auf unterschiedlichste Krankheiten. Nicht nur deren Anzahl ist verwirrend, auch die vielfältigen Krankheitsbilder, gegen die sie helfen können, sind kaum zu überblicken. Zur Übersicht wurden daher die folgenden Tabellen zusammengestellt: Zunächst werden die verschiedensten Krankheiten aufgelistet, ausgenommen dabei sind Herz-Kreislauf-Beschwerden und Krebserkrankungen, die in separaten Tabellen aufgeführt werden. Anhand der dort genannten Pflanzen können Sie im jeweiligen Kapitel mehr über das „Heilkraut", sprich die heilsame Pflanze aus dem Regenwald, nachlesen.

Bezugsquellen zu den im Buch genannten Heil- und Nutzpflanzen sowie über deren Produkte erhalten Sie kostenlos im Leserservice des Verlags: NaturaViva Verlags GmbH, Leserservice Regenwald, Postfach 1203, 71256 Weil der Stadt/Deutschland, Fax +49(0)7033/1380817.

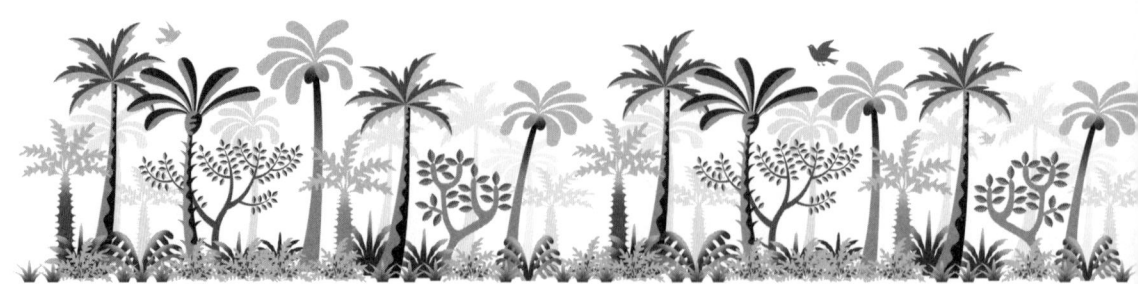

Verschiedene Krankheiten

Krankheit, Krankheitsbild, gewünschte Heilwirkung oder Symptom	Pflanzenarten und verwendete Pflanzenteile (Näheres siehe in den jeweiligen Kapiteln zu der Pflanze), für die Hinweise auf heilende Wirkung vorliegen
Abführmittel	Afrikanische Pflaume, Annattostrauch, Chanca Piedra, Yahuati Caspi
Abszesse	Chugriyuyu, Katzenkrallendorn
Aids	Agaricus blazei murril, Chanca Piedra, Guanábana, Katzenkrallendorn, Sangre de Drago
Akne und Ekzeme	Katzenkrallendorn, Sangre de Drago, Ylang-Ylang-Baum
Allergien	Katzenkrallendorn, Suma, Tawari amarillo
Amöbenruhr	Ipecacuanha
Alzheimer	Marco
Angstzustände	Passionsblume
antibakterielle Wirkung	Guanábana, Pasuchaca, Ratanhia, Sangre de Drago, Tawari amarillo, Ylang-Ylang-Baum
antidiabetische Wirkung	Pasuchaca
antioxidative Wirkung	Camu Camu, Ratanhia, Tawari amarillo
antivirale Wirkung	Chanca Piedra, Katzenkrallendorn, Pasuchaca, Sangre de Drago, Tawari amarillo
appetitanregend	Chanca Piedra
Aphrodisiakum	Annattostrauch, Borojó, Madagaskar-Immergrün, Muña, Yahuati Caspi, Ylang-Ylang-Baum
Arthritis	Chuchuhuasa, Guanábana, Katzenkrallendorn, Tawari amarillo, Zitronengras
Arthritis, allergisch bedingt	Manayupa
Asthma	Chanca Piedra, Guanábana, Manayupa, Marco, Katzenkrallendorn, Passionsblume
Atembeschwerden	Copaiba-Baum, Ylang-Ylang-Baum
Augenentzündung und -infektion	Annattostrauch, Goa-Bohne
Autoimmunkrankheiten	Katzenkrallendorn
Bauchschmerzen	Chugriyuyu, Cupuaçu
beruhigende Wirkung	Guanábana, Tawari amarillo, Zitronengras
bindegewebsstraffende Wirkung	Zitronengras
Bindehautentzündung	Chugriyuyu
Blähungen	Chanca Piedra, Muña, Suma, Zitronengras

Blasenentzündung	Annattostrauch, Chanca Piedra, Katzenkrallendorn
blaue Flecken reduzierend	Muña
Blutarmut	Chanca Piedra, Sangre de Drago, Suma, Tawari amarillo, Yahuati Caspi
Blutungsneigung	Ipecacuanha
Blutungen stillend	Sangre de Drago, Yahuati Caspi
Blutzucker senkend und/oder regulierend	Borojó, Chanca Piedra, Cuti Cuti, Pasuchaca, Yahuati Caspi
Brechreiz	Indische Schlangenwurzel, Ipecacuanha
Bronchialkatarrh	Barbasco
Bronchitis	Chanca Piedra, Copaiba-Baum, Chuchuhuasa, Javanischer Gelbwurz, Marco, Suma
Brustschmerzen	Afrikanische Pflaume
Cholera	Indische Schlangenwurzel
Darmentzündung (Typ: Morbus Crohn)	Katzenkrallendorn, Sangre de Drago
Darmfieber	Sangre de Drago
Depressionen	Agaricus blazei murril, Andiroba, Camu Camu, Gelber Zimt, Passionsblume, Ylang-Ylang-Baum
Diabetes	Agaricus blazei murril, Caihua, Chanca Piedra, Goa-Bohne, Guanábana, Katzenkrallendorn, Suma, Yacón, Yahuati Caspi
Durchfall	Annattostrauch, Barbasco, Chanca Piedra, Chuchuhuasa, Chugriyuyu, Copaiba-Baum, Guanábana, Manayupa, Pasuchaca, Ratanhia, Sangre de Drago, Tawari amarillo, Yahuati Caspi, Ylang-Ylang-Baum
Eierstockentzündungen und -probleme	Manayupa
entspannungsfördernde Wirkung	Ylang-Ylang-Baum
entwässernde Wirkung	Katzenkrallendorn
Entzündungen	Ananas, Andiroba, Annattostrauch, Javanischer Gelbwurz, Ratanhia, Ylang-Ylang-Baum
Entzündungen, äußerlich	Caihua, Copaiba-Baum, Marco
entzündungshemmend	Afrikanische Pflaume, Copaiba-Baum, Katzenkrallendorn, Mexican Wild Yam, Pasuchaca, Suma, Tawari amarillo
Epilepsie	Annattostrauch, Passionsblume
Erbrechen	Zitronengras
Erkältung	Ananas, Andiroba, Barbasco, Camu Camu, Copaiba-Baum, Blütenauszug des Madagaskar-Immergrüns, Papaya, Tawari amarillo, Zitronengras
Erschöpfung	Zitronengras

Fatigue	Agaricus blazei murril, Suma
Fettleibigkeit	Annattostrauch
Fibromyalgie (chronische Schmerzerkrankung)	Katzenkrallendorn
Fieber	Afrikanische Pflaume, Andiroba, Annattostrauch, Chanca Piedra, Rindenauszüge des Chinarindenbaumes, Guanábana, Tawari amarillo, Ucuúba, Yahuati Caspi, Ylang-Ylang-Baum, Zitronengras
Gallenfluss, Förderung	Javanischer Gelbwurz, Mexican Wild Yam
Gallensteine	Chanca Piedra
Geburt, schwierig	Cupuaçu, Guanábana
Gelbsucht	Chanca Piedra
Gelenkbeutelentzündung	Katzenkrallendorn
Gelenkschmerzen	Chanca Piedra, Katzenkrallendorn
Gicht	Ylang-Ylang-Baum
Grippe	Chanca Piedra, Guanábana, Tawari amarillo
Grüner Star	Chugriyuyu, Paraguay-Jaborandi
Hämorrhoiden	Barbasco, Copaiba-Baum, Chuchuhuasa, Marco, Ratanhia, Sangre de Drago
Halsschmerzen und -infektionen	Copaiba-Baum, Blütenauszug des Madagaskar-Immergrüns, Sangre de Drago
harntreibende Wirkung	Annattostrauch, Caihua, Chanca Piedra, Mexican Wild Yam, Tawari amarillo
Harnwegsentzündungen	Chanca Piedra, Copaiba-Baum
Hautkrankheiten und -probleme	Andiroba, Annattostrauch, Cali Cali Casha, Copaiba-Baum, Cupuaçu, Sangre de Drago, Ucuúba, Ylang-Ylang-Baum
Haut, extrem trocken	Kombination aus Andiroba, Copaiba und Cupuaçu (s. Andiroba)
Hautverletzungen	Sangre de Drago
Hepatitis (Leberentzündung)	Agaricus blazei murril
Herpes	Katzenkrallendorn, Pasuchaca, Sangre de Drago, Tawari amarillo
Hodgkin-Krankheit	Madagaskar-Immergrün, Tawari amarillo
Hormonstörungen	Mexican Wild Yam, Suma
Husten	Annattostrauch, Barbasco, Cuti Cuti, Guanábana, Marco, Suma, Tawari amarillo
immunmodulatorische Wirkung	Katzenkrallendorn, Suma
Immunsystem, Stabilisierung	Agaricus blazei murril, Sacha Inchi
Immunsystem, stimulierend oder stärkend	Chuchuhuasa, Javanischer Gelbwurz, Katzenkrallendorn, Tawari amarillo

Impotenz	Manayupa
Infektionskrankheiten	Ylang-Ylang-Baum
Insektenabwehr	Andiroba, Marco, Ylang-Ylang-Baum, Zitronengras
Insektenstiche	Sangre de Drago, Tawari amarillo, Ylang-Ylang-Baum
Juckreiz an den Füßen	Chugriyuyu
kariesvorbeugende Wirkung	Chew stick
keimtötende Wirkung	Marco, Sangre de Drago, Tawari amarillo
Knochenbrüche	Sangre de Drago
Koliken	Mexican Wild Yam, Muña
konzentrationsfördernde Wirkung	Zitronengras
Kopfschmerzen	Ingwer, Barbasco, Marco, Ipecacuanha, Yahuati Caspi
Krämpfe und Schmerzen der Geschlechtsorgane	Manayupa
Krampfadern	Zitronengras
krampflösende Wirkung	Chanca Piedra, Knorbelbaum, Marco
Lebertherapeutikum	Annattostrauch, Chanca Piedra, Cuti Cuti, Guanábana, Javanischer Gelbwurz, Mexican Wild Yam, Tawari amarillo
Leishmaniose	Chuchuhuasa
Lethargie	Zitronengras
Lungenprobleme	Caihua
Lupus	Tawari amarillo
Magen-Darm-Beschwerden	Annattostrauch, Chanca Piedra, Copaiba-Baum, Papaya, Sangre de Drago, Ylang-Ylang-Baum
Magenentzündung	Katzenkrallendorn, Sangre de Drago
Magenschmerzen	Cali Cali Casha, Ingwer, Marco, Sangre de Drago, Yahuati Caspi
Malaria	Afrikanische Pflaume, Annattostrauch, Rindenauszüge des Chinarindenbaumes, Manayupa, Tawari amarillo, Yahuati Caspi, Ylang-Ylang-Baum
Mandelentzündung	Barbasco, Chugriyuyu, Sangre de Drago
Menstruationsbeschwerden	Chuchuhuasa, Marco, Mexican Wild Yam, Muña, Katzenkrallendorn, Yahuati Caspi, Ylang-Ylang-Baum
Milchfluss stillender Frauen, Förderung	Guanábana, Manayupa
Müdigkeit, Abgespanntheit	Copaiba-Baum
Multiple Sklerose	Knorbelbaum, Marco
Mundfäule	Goa-Bohne
Mundtrockenheit	Paraguay-Jaborandi

Muskelbeschwerden und -schmerzen	Andiroba, Muña
muskelentkrampfende Wirkung	Annattostrauch, Chanca Piedra, Guanábana, Yahuati Caspi
Muskelkater	Andiroba
muskeltonisierende Wirkung	Sangre de Drago, Tawari amarillo
Muskelzerrungen	Andiroba
Nagelpilz	Copaiba-Baum
Nervenbeschwerden und -schmerzen	Marco
Nervenstärkend	Copaiba-Baum, Manayupa, Sacha Inchi
nervöse Unruhezustände	Passionsblume
Nervosität	Passionsblume, Suma, Ylang-Ylang-Baum
Nesselfieber	Sangre de Drago
Nierenentzündung	Katzenkrallendorn
Nierenfunktion, Förderung	Annattostrauch
Nierenprobleme	Chanca Piedra, Chugriyuyu, Manayupa, Yahuati Caspi
Nierensteine	Chanca Piedra, Yahuati Caspi
Ohrenentzündung	Caihua, Goa-Bohne
Osteoarthrose	Chuchuhuasa
Osteoporose	Mexican Wild Yam
Parasiten (z. B. Wurmbefall, Läuse...)	Andiroba, Caihua, Chanca Piedra, Guanábana, Katzenkrallendorn, Ylang-Ylang-Baum
Parkinson	Marco, Knorbelbaum, Samtbohne, Tawari amarillo
Pilzbefall und -infektionen	Muña, Pasuchaca, Sangre de Drago, Tawari amarillo, Ucuúba
PMS (Prämenstruelles Syndrom)	Mexican Wild Yam
Prellungen	Andiroba
Prostataentzündung	Annattostrauch, Chanca Piedra, Katzenkrallendorn, Tawari amarillo
Prostataleiden	Afrikanische Pflaume
Psoriasis (Schuppenflechte)	Kombination aus Andiroba, Copaiba und Thiobroma (s. Andiroba), Tawari amarillo
Quetschungen	Andiroba
Reizbarkeit	Passionsblume
Relaxans glatter Muskulatur (v.a. im Harnwegs- und Genitalbereich)	Chanca Piedra
Restless-Legs-Syndrom	Samtbohne

Rheuma	Andiroba, Einreibemittel aus Ingwer, Barbasco, Suma, Chuchuhuasa, Guanábana, Katzenkrallendorn, Manayupa, Marco, Mexican Wild Yam, Muña, Sangre de Drago, Tawari amarillo, Yahuati Caspi
Rückenschmerzen	Chuchuhuasa, Manayupa
Ruhr	Sangre de Drago
Scheidenentzündung und -infektion	Chanca Piedra, Manayupa, Sangre de Drago
Schlaflosigkeit (schlaffördernde Wirkung)	Passionsblume, Ylang-Ylang-Baum
Schleimhautentzündungen	Manayupa
schleimlösend	Annattostrauch, Cuti Cuti
Schmerzen beim Wasserlassen	Afrikanische Pflaume
Schmerzhemmung und -linderung	Andiroba, Copaiba-Baum, Chuchuhuasa, Goa-Bohne, Guanábana, Passionsblume, Suma, Tawari amarillo
Schnupfen	Barbasco
Schuppen	Copaiba-Baum, Sangre de Drago, Ylang-Ylang-Baum
Schwellungen	Ananas, Barbasco
Sodbrennen	Annattostrauch
Spasmolytikum	Chuchuhuasa
Stärkungsmittel	Copaiba-Baum, Chuchuhuasa, Guanábana, Suma
stresslindernde Wirkung	Suma
Syphilis	Annattostrauch, Tawari amarillo
Tuberkulose	Chanca Piedra, Manayupa, Sangre de Drago, Yahuati Caspi
Tetanus	Knorbelbaum
Tropenkrankheiten	Tawari amarillo
Typhus	Ylang-Ylang-Baum
Übelkeit, dauerhaft	Ipecacuanha
Unterleibsschmerzen	Ipecacuanha
Vaginalausflüsse und -blutungen	Manayupa, Sangre de Drago
Venenerkrankungen	Goa-Bohne
Verbrennungen	Annattostrauch, Chugriyuyu
verdauungsfördernde Wirkung	Annattostrauch, Chanca Piedra, Manayupa, Muña
Verdauungsprobleme	Ananas, Chanca Piedra, Copaiba-Baum, Cuti Cuti, Ingwer, Sangre de Drago, Suma, Tawari amarillo
Verhütungsmittel	Chuchuhuasa, Manayupa, Mexican Wild Yam, Ucuúba
verjüngende Wirkung	Mexican Wild Yam

Virenschutz und virenabtötende Wirkung	Chanca Piedra, Katzenkrallendorn, Pasuchaca, Sangre de Drago, Tawari amarillo
Wechseljahresbeschwerden	Katzenkrallendorn, Mexican Wild Yam
Wundheilung und -verschluss	Annattostrauch, Borojó, Copaiba-Baum, Chugriyuyu, Cupuaçu, Manayupa, Katzenkrallendorn, Ratanhia, Sangre de Drago, Suma
Zahnfleischentzündung	Sangre de Drago
zahnmedizinische Behandlungen	Yahuati Caspi
Zahnpflege	Goa-Bohne, Ratanhia
Zahnschmerzen	Ingwer
Zittern, nervöses	Muña
Zentrales Nervensystem normalisierend	Suma
Zuckerersatz	Katemfe

Krankheiten des Herz-Kreislauf-Systems

Krankheit, Krankheitsbild oder Symptom	Pflanzenarten und verwendete Pflanzenteile (Näheres siehe in den jeweiligen Kapiteln zu der Pflanze), für die Hinweise auf heilende Wirkung vorliegen
blutdrucksenkende Wirkung	Agaricus blazei murril, Annattostrauch, Borojó, Caihua, Chanca Piedra, Guanábana, Indische Schlangenwurzel, Katzenkrallendorn, Suma, Tawari amarillo, Yahuati Caspi
cholesterinsenkende Wirkung	Agaricus blazei murril, Annattostrauch, Caihua, Yacón, Sacha Inchi, Suma
Cholesterin- und Triglyceridwerte normalisierend	Pasuchaca
Fettverdauung und Gallenfluss, Förderung	Javanischer Gelbwurz
Herzrhythmusregulation	Guanábana
Herzschlag, erhöht, senken	Muña
herzstärkende Wirkung	Suma
Kreislaufbeschwerden	Caihua, Tawari amarillo
ödemhemmende Wirkung	Ananas

Krebs und Begleiterkrankungen

Krankheit, Krankheitsbild oder Symptom	Pflanzenarten und verwendete Pflanzenteile (Näheres siehe in den jeweiligen Kapiteln zu der Pflanze), für die Hinweise auf heilende Wirkung vorliegen
Bronchialkarzinom, kleinzellig	Madagaskar-Immergrün
Brustkrebs	Guanábana, Madagaskar-Immergrün
Chemotherapie	Agaricus blazei murril, Madagaskar-Immergrün
Dickdarmkrebs	Guanábana
Eierstockkrebs	Guanábana
Gebärmutterhalskrebs	Guanábana, Madagaskar-Immergrün
Fatigue	Agaricus blazei murril, Suma
Harnblasenkrebs	Guanábana, Madagaskar-Immergrün
Hautkrebs	Chuchuhuasa, Guanábana, Sangre de Drago
Hirntumor, primär	Madagaskar-Immergrün
Hodenkrebs	Madagaskar-Immergrün
Krebs, allgemein	Agaricus blazei murril, Andiroba, Guanábana, Sangre de Drago, Suma (nur bei nicht östrogenabhängigen Krebsformen)
krebsvorbeugende Wirkung	Javanischer Gelbwurz, Katzenkrallendorn
Leukämie	Copaiba-Baum, Katzenkrallendorn, Madagaskar-Immergrün, Suma
Lungenkrebs	Guanábana
Lymphom	Guanábana
Magengeschwüre	Copaiba-Baum, Katzenkrallendorn, Sangre de Drago, Yahuati Caspi
Mundtrockenheit, bei Therapie von Kopf- und Nackenkrebs	Paraguay-Jaborandi
Pankreaskrebs	Guanábana
Prostatakrebs	Guanábana
sarkomhemmende Wirkung	Sangre de Drago
Tumoren, bösartig	Katzenkrallendorn
Tumoren, verschieden	Chanca Piedra, Chuchuhuasa, Chugriyuyu, Guanábana, Madagaskar-Immergrün, Sangre de Drago
tumorhemmende Wirkung	Borojó, Copaiba-Baum
Wilms-Tumor	Madagaskar-Immergrün
Zytostatikum	Copaiba-Baum (bei Brust- und Darmkrebs), Madagaskar-Immergrün, Sangre de Drago

Teil III – Hilfe für den Regenwald

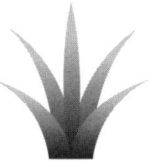

Die wachsende Bevölkerung und riesige Viehfarmen gehören zu den Hauptursachen für die Vernichtung des Regenwaldes. Aber Prof. Dr. Wilson (s. Anhang: Quellenverzeichnis) hat Hoffnung: „Überall auf der Erde werden bescheidene Projekte gefördert, die alle eine Schlussfolgerung nahelegen: Wendet man Verfahren an, die auf den jeweiligen Spezialfall zugeschnitten sind, dann lassen sich sowohl die wirtschaftliche Entwicklung als auch der Artenschutz fördern."

Es ist dennoch schwierig, den Regenwald zu erhalten. Aufgrund der Interessen reicher, mächtiger und profitgieriger Unternehmer bzw. Konzerne werden die Regenwälder ohne Rücksicht auf die Einheimischen, deren Kinder und Enkel ausgebeutet. Der gigantische Fleischhunger mancher Industrieländer und derjenigen, die es werden wollen, tut sein Übriges, um mit riesigen Sojaanbauflächen dem Ganzen den Rest zu geben.

Wenn man diese Ausbeutung schon nicht aus ethisch-moralischen Gesichtspunkten stoppen kann, dann vielleicht aus logischen und ganz egoistischen: Hat die einheimische Bevölkerung keine Lebensgrundlage mehr, wird sie versuchen diese durch Abholzen des Regenwaldes zu decken. Die Folgen sind uns allen bekannt!

Greenpeace Österreich klagt an, dass die Erbanlagen der Wildpflanzen gesammelt werden, um die genetische Vielfalt bei Kulturpflanzen durch Einkreuzung zu sichern und sie widerstandsfähiger oder vielgestaltiger zu machen. Das klingt zunächst gut,

Es ist höchste Zeit, den Lebensraum Regenwald zu schützen, seine Schätze zu bewahren und seine Geheimnisse mit Respekt vor Mensch und Natur zu entdecken.

bei genauerem Hinsehen dürfen aber die Pflanzen des Regenwaldes nicht zu Genlieferanten degradiert werden – eingeschlossen in den Genbanken einiger weniger Konzerne „Leben darf nicht besitzbar und keinesfalls patentierbar sein, da sich dadurch eine gefährliche Macht- und Wirtschaftsmonopolstellung einiger weniger Konzerne über große Teile der Menschheit ergäbe. Produkte auf Basis von Regenwaldpflanzen werfen weltweit unglaubliche Gewinne ab – natürlich nur für westliche Firmen". Wer sich dafür interessiert, welche Firmen Greenpeace Österreich insbesondere meint, kann dies im Internet unter www.greenpeace.at/uploads/media/Nachhaltige_Regenwald-Nutzung.doc nachlesen. „Westliche Konzerne streifen den Gewinn ein – für die Bewohner des Regenwaldes und den Schutz des Regenwaldes bleibt nichts", so Greenpeace Österreich.

Aber wie so oft im Leben gilt: Wenn viele kleine Menschen viele gute Dinge tun, entsteht irgendwann etwas Großes daraus!

Es gibt tatsächlich viele Initiativen, die helfen, den Raubbau einzudämmen. So hat sich z. B. das „Seed savers' network" der Bewahrung einer genetischen Vielfalt von Nutzpflanzen verschrieben und stellt somit einen Gegenpol zu Konzernen und großen Genbanken dar. Als weiteres Beispiel nennt Greenpeace Österreich die „Neem Campaign". Sie wurde 1993 in Indien von NGOs[35] und Einzelpersonen zur weltweiten Unterstützung für den Schutz indigenen Wissens und deren Ressourcen vor Piraterie ins Leben gerufen.

Brasiliens genetische und biologische Quellen sind mittlerweile per Gesetz geschützt. Zwar ist Forschung erlaubt, aber die Erkenntnisse dürfen nicht ohne Erlaubnis durch die Behörden bzw. Vertreter der Indigenen genutzt werden. Deshalb werden heutzutage mit den Indigenen Verträge geschlossen, damit sie bei einem neu entdeckten Wirkstoff nicht leer ausgehen.

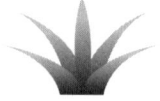

---

[35] *Nicht-Regierungs-Organisationen*

Greenpeace Österreich (s. Anhang: Quellenverzeichnis) hält Selbstversorgung, regionale Vermarktung, Autonomie und Integrität der Regenwaldgemeinden für das Fundament aller alternativen Vermarktungsstrategien nachhaltig genutzter Regenwaldprodukte: „Um von Modeerscheinungen, Handelsmonopolen und Weltmarktpreisen möglichst unabhängig operieren zu können, ist es erforderlich, dass sich die Kooperativen nicht auf das Sammeln bzw. die Produktion einiger weniger Alternativprodukte konzentrieren. Es gilt, sich eine möglichst breite Palette an Pflanzen zugänglich zu machen. Außerdem sind für den langfristigen Erfolg der Aufbau regionaler, kleinräumiger Initiativen, die optimal an die lokalen Gegebenheiten angepasst werden können, und die einheitliche Kennzeichnung von Produkten aus nachhaltiger Sammelwirtschaft notwendig. Umweltverträglichkeit, soziale sowie ökonomische Aspekte sind daher sorgfältig zu überprüfen, bevor die Vermarktung eines bestimmten Produktes unterstützt oder konkrete Projekte gefördert werden können."

Im internationalen Handel können Produkte aus alternativer Regenwaldnutzung verwendet werden, die nur in geringen Mengen benötigt werden – wie Essenzen, Gewürze, Duft- und andere sekundäre Inhaltsstoffe – oder gut lagerbare wie Kautschuk, Nüsse und Ähnliches.

In einer nachhaltigen Nutzung der Produkte und Heilsubstanzen der Regenwaldlebewesen ist die Rettung dieses wertvollen Lebensraumes zu sehen. Die arme Landbevölkerung vernichtet den Regenwald nicht aus Boshaftigkeit oder Gewinnsucht, sie steckt in einem Teufelskreis aus Armut und Vernichtung der Artenvielfalt. Sie benötigen Arbeit, um sich eine angemessene Versorgung mit Grundnahrungsmitteln, Wohnmöglichkeiten und ein Gesundheitssystem leisten zu können – selbstverständliche Dinge für uns, die dort keinesfalls gegeben sind. Gibt man der Bevölkerung dort keine Beschäftigungsmöglichkeiten, keinen

Nur Bildung und alternative Beschäftigungsmöglichkeiten für die Bevölkerung können auch bei Einheimischen zu einem Umdenken führen, damit sie ihre – für die ganze Menschheit so wichtigen – Ressourcen nicht weiter ausbeuten.

Zugang zu den internationalen Märkten, so werden die Armen – bei wachsender Bevölkerungszahl – die letzten wilden biologischen Ressourcen ausbeuten. „Sie jagen die Tiere im nächsten Umkreis ihrer Behausungen, roden Wälder, die man nicht wiederaufforsten kann, lassen ihre Viehherden auf jedem Stück Land weiden, von dem man sie nicht mit Gewalt vertreiben kann. Mangels Alternativen bauen sie für ihren Lebensraum schlecht geeignete Kulturpflanzen über zu viele Jahre hinweg an. Und ihre Regierungen, denen es nicht nur an angemessenen Steuereinnahmen fehlt, sondern die obendrein mit gigantischen Auslandsschulden belastet sind, unterstützen sie noch bei der Zerstörung der Umwelt", erklärt Prof. Dr. Wilson (s. Anhang: Quellenverzeichnis). Sie besuchen keine Schulen, in denen man lernt, wie nachhaltig mit den Ressourcen umzugehen ist.

Aber es gibt Initiativen, die versuchen, den Menschen eine nachhaltige Nutzung der Naturgüter zu ermöglichen. Einige davon werden im Folgenden vorgestellt.

Initiativen in den Regenwaldländern

Die hier vorgestellten Initiativen und Projekte stellen ein Auswahl dar und erheben keinen Anspruch auf Vollständigkeit. Es bleibt zu wünschen, dass sich immer mehr Organisationen, NGOs und interessierte Menschen hierfür engagieren und neue Projekte anstoßen sowie entwickeln helfen. Da sich Adressen schnell ändern und neue Organisationen hinzukommen können, sind hier nur die Internetadressen angegeben. Der Verlag hält für Interessierte und jene, die keinen Zugang zum Internet haben, eine Liste mit aktuellen Adressen und Ansprechpartnern bereit: Leserservice Regenwald in der NaturaViva Verlags GmbH, Postfach 1203, 71256 Weil der Stadt/Deutschland.

Konzept Biohandel (Biotrade)

Einige Regenwaldpflanzen wie z. B. Yacón und Sacha Inchi, werden nach dem Konzept des „Biohandels" vermarktet. Dies umfasst die Ernte genauso wie die Produktion, Verarbeitung und Vermarktung von Gütern und Dienstleistungen. Entwickelt wurden die Richtlinien auf der Basis der einheimischen Artenvielfalt (genetische Ressourcen, Arten und Ökosysteme) inklusive der Prinzipien und Kriterien der ökologischen, sozialen und wirtschaftlichen Nachhaltigkeit. Die dazugehörigen Kriterien fußen auf der Grundlage der Biodiversitätskonventionsrichtlinien (Convention on Biological Diversity – CBD). Mehr darüber können Sie auf www.biocomercioperu.org und www.biotrade.org nachlesen.

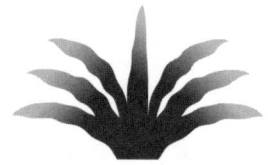

Erhalt der Biodiversität. Nachhaltige Nutzung der Biodiversität. Faire Verteilung der Biodiversitätsnutzung. Sozialwirtschaftliche Nachhaltigkeit. Übereinstimmung mit nationaler und internationaler Rechtssprechung. Respektierung der Rechte aller Beteiligten an „Biotrade". Klarer Zugang zu genetischen Ressourcen, Land, Besitz und traditionellem Wissen.	**Die Prinzipien von „Biotrade"**

PeruBiodiverso

Das Projekt PeruBiodiverso wird vom Schweizer Staatssekretariat für Wirtschaft (SECO) und der deutschen Gesellschaft für technischen Zusammenarbeit (GTZ) unterstützt. Damit will man dazu beitragen, dass die einheimische, ländliche Bevölkerung in ausgewählten Gebieten Perus wirtschaftlich unter

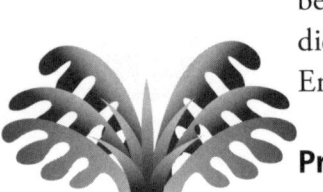

fairen Bedingungen an der Wertschöpfungskette des Biohandels (Produkte und Dienstleistungen) teilhat und dies auch noch verbessert wird. Wenn Sie mehr darüber wissen wollen, können Sie dies unter www.gtz-rural.org.pe (spanischsprachige Website) in Erfahrung bringen.

PromPeru – das „Peru National Biotrade Programme"

Die dafür verantwortlichen Personen in Peru haben verstanden, dass sie mit der Biodiversität in ihrem Lande ein natürliches Erbe jahrtausendealter Kultur angetreten haben, das sie auch erhalten müssen. Sie wollen das wirtschaftliche Gut, das sie damit auch in Händen halten, zwar nutzen, aber eben nachhaltig.

Die Verantwortlichen des Programms, der Technical Secretary of Peru National Biotrade Programme, hat im Rahmen des „PeruBiodiverso project" eine Broschüre mit Namen „Peru Natural Products" herausgebracht. Damit soll der Welt gezeigt werden, welch einen Schatz an Pflanzen Peru aufzuweisen hat, die als Nahrungsmittel, Medizin und Kosmetika verwendet werden können. Auf diese Weise will man Einnahmequellen schaffen, die sozialen Kriterien entsprechen und dabei die Umwelt schützen, das Ganze unter den „Biotrade"-Prinzipien (s. Seite 145).

Konventionen und Richtlinien, die mit diesem Projekt umgesetzt werden

Convention on Biological Diversity (s. Biodiversität im Anhang: Lexikon).
Convention on International Trade in endangered Species of Wild Fauna and Flora (CITES) des Weltgipfels über nachhaltige Entwicklung und die Convention 169, die einen Teil der „Biotrade"-Richtlinien entwickelte.
Die Initiative, die von der United Nations Conference on Trade and Development (UNCTAD) koordiniert wird.

Peru versucht, auf diese Weise einen Markt für natürliche Produkte zu forcieren, der eine nachhaltige Entwicklung des Landes erlaubt und Einkommen für die Bevölkerung sichert.

Organics Brasil

Den Kopf der Organisation Organics Brasil bildet APEX-Brasil – Trade and Investment Promotion Agency und IPD – Development Promotion Institute. Mit diesem Zusammenschluss will man den Produktionssektor für Bioprodukte fördern und seine Öffnung für den internationalen Markt unterstützen. Mehr darüber können Sie auf der Homepage www.organicsbrasil.org erfahren, die sämtliche Kooperationspartner mit vielen Details auflistet. Auch Brazilian Forest (s. Seite 148) gehört dazu. Außerdem finden Sie folgende Organisationen unter dem Dach dieses Projektes, die Pflanzen oder Produkte anbieten, die Sie im Laufe dieses Buches kennen gelernt haben:

Organics Brasil vereint viele brasilianische Anbauprojekte, Landwirte und Gesellschaften, die mit Unterstützung von privaten und staatlichen Institutionen biologisch anbauen oder produzieren.

Die ADS ist eine öffentliche Verwaltungsgesellschaft, die unter Verwendung von Produkten aus der Amazonasregion nachhaltige Unternehmen stärken will. Sie vertreibt Açaí, Camu Camu und andere Spezialitäten des Amazonas. Mehr Informationen darüber erhalten Sie auf www.florestas.am.gov.br.

ADS (Agência de Desenvolvimento Sustentável do Amazonas)

Die Gesellschaft exportiert ihre Produkte – in erster Linie Functional Food – nach Asien, Europa und Nordamerika. Zu den Produkten gehören Agaricus, u. a. in Tablettenform und die natürliche Variante in getrockneter Form, und Propolis. Mehr finden Sie auf www.mnpropolis.com.br.

MN Própolis

Handelsgesellschaft, die auf verarbeitete Bioprodukte wie z. B. Ingwer und Açaí spezialisiert ist.

MV Export

Açaíbeeren, die für Fruchtsäfte, Energie-/Functional-Drinks, Eis, Sorbets, Smoothies und viele andere Lebensmittel- bzw. Getränkeprodukte verarbeitet werden, aber auch Camu Camu,

On Fruits

	Cupuaçu, Graviola und viele weitere Regenwaldfrüchte sind dort zu finden. Mehr darüber auf www.onfruits.com.
Sambazon	Die Firma führte im Jahr 2000 laut eigener Aussage als erste Açaí auf dem US-amerikanischen Markt ein. Sambazon liefert sowohl das Trockenpulver als auch den Saft der Pflanze. Weitere Informationen finden Sie auf www.sambazon.com.
SUFRAMA	Die „Superintendence of the Manaus Free Trade Zone" (SUFRAMA) ist mit dem brasilianischen Ministerium für Entwicklung, Industrie und Außenhandel verbunden. Sie arbeitet als Agentur, um eine nachhaltige, regionale Entwicklung voranzubringen. Eines ihrer Projekte ist die „Revitalization of the Acai Productive Chain" – also die Förderung der Açaíproduktion in Codajas, Amazonas. Näheres finden Sie auf www.suframa.gov.br (nur brasilianisch) und auf www.sulexport.com.br (mit englischer Unterseite).

Brazilian Forest – Natural Products

Brazilian Forest ist eine brasilianische Gesellschaft mit Hauptsitz in São Paulo. Ihr Ziel ist es, natürliche, brasilianische Produkte der Einheimischen zu exportieren, bislang vor allem nach Japan und China. Inzwischen wurde in den Niederlanden ein Büro eröffnet, um den europäischen Bedürfnissen nachkommen zu können. Brazilian Forest bietet Kräuter, Pilze, Obst und Gemüse – frisch, getrocknet und als Extrakt. Auch Pflanzenfasern, Nüsse, Tees, Kaffee, Pflanzenöle, Nahrungsergänzungen (auch in Form von Tabletten), Kosmetika bis hin zu Farbstoffen für die pharmazeutische, Nahrungsmittel- und kosmetische Industrie. Ob Ananas, Mate, Guarana, Urucum oder Camu Camu – das meiste, das der Regenwald Brasiliens „hergibt", bietet die Gesellschaft an. Durch die Verpflichtung der Gesellschaft sind die Angebote frei von Pestiziden bzw. Herbiziden (Unkrautvernichtungsmittel).

Alle Produkte sind 100 % natürlich und sofern möglich aus Bioproduktion (in Demeter-Qualität).

Zu ihren Produkten gehören auch folgende, die Sie bereits kennen gelernt haben: Agaricus und Guanábana (Graviola), Papaya, Passionsfrucht, Suma und Tawari amarillo.

Auf der Homepage www.brazilianforest.com.br erfahren Sie alles über Angebot und Produkte. Leider kann dort nur der Großhandel bestellen, aber Sie können über diese Adresse in Erfahrung bringen, wo das jeweilige Produkt erhältlich ist.

Deutsche Gesellschaft für Technische Zusammenarbeit GmbH (GTZ)

Sie haben bereits mehrmals von Projekten gelesen, an denen die GTZ beteiligt ist. Sie ist im Rahmen einer internationalen Kooperation für nachhaltige Entwicklung zuständig. Die GTZ ist weltweit aktiv und unterstützt komplexe Reformen und Veränderungsprozesse in Entwicklungs- und Transformationsländern. Die Aktivitäten zielen darauf ab, die Lebensbedingungen und Perspektiven der Menschen nachhaltig zu verbessern.

Dazu gehören auch Projekte zum Schutz des Regenwaldes; aktuell ist die GTZ dafür viel im Kongo tätig, in Vietnam, mit dem WWF in Indonesien und in ganz Lateinamerika bis nach Bolivien.

Mehr über die zahlreichen Projekte können Sie im Internet auf www.gtz.de erfahren.

Fundación Ecológica Curiquingue (FUNECU)

Diese Regenwaldschutzorganisation Ecuadors findet man am oberen Lauf des Rio Napo, in der Nähe der Stadt Tena.

In den Regenwaldländern gibt es kaum Literatur über Heilpflanzen. Inkas, Mayas, Azteken und viele andere hatten keine für uns entzifferbare Schrift, die das Wissen für alle Menschen bewahren hätte können. In diesen Ländern haben Menschen in der Regel auch keinen Zugang zum Internet. Die zur Verfügung stehenden Internetcafés werden hauptsächlich von Touristen und Studenten genutzt. Die Anzahl der in schriftlicher Form festgehaltenen Werke über die traditionsreichen und bekannten medizinischen Pflanzen aus dieser Region sind verschwindend gering.

Die FUNECU arbeitet eng mit den indigenen Völkern zusammen. Sie will unter anderem die Bevölkerung mit einem botanischen Garten über ihr eigenes kulturelles Wissen informieren. Da fundierte Kenntnisse über die ganzheitliche Heilung von Seele und Körper durch medizinische Pflanzen nicht mehr in jedem Fall unter den Jugendlichen und Kindern verbreitet sind, nutzt die FUNECU die Möglichkeit, in einem angelegten botanischen Garten darüber aufzuklären. Sie ermöglicht es Schulgruppen und Interessierten, von dem Wissen ihrer Vorfahren und Mitmenschen zu lernen. Damit können sie selbst wieder lernen, sich mit natürlichen Mitteln von „gewöhnlichen Leiden" zu befreien. Dafür richtete die Fundación Curiquingue mithilfe ihrer indigenen Arbeitskräfte und einiger Volontäre in dem botanischen Garten eine Parzelle nur für Heilpflanzen ein. Mehr über die Arbeit von FUNECU erfahren Sie auf www.curiquingue.org.

Sammelreservate – ein brasilianischer Weg

Prof. Dr. Wilson und Greenpeace Österreich (s. Seite 141 und Anhang: Quellenverzeichnis) berichten von der nachhaltigen Nutzung des Regenwaldes in den Sammelreservaten – und dies schon seit mehreren Jahrzehnten. Die Beteiligten sind die sogenannten Seringueiros, wie die Einheimischen sie nennen, oder „Kautschukzapfer": Es handelt sich um die Nachfahren von Einwanderern aus Nordostbrasilien, die im ausgehenden 19. Jahrhundert Teile Amazoniens besiedelten und sich mit der Latexernte eine sichere Erwerbsquelle erschlossen. Inzwischen verdienen sie ihren Lebensunterhalt nicht mehr nur mit Kautschukzapfen, sondern auch mit dem Verkauf von Paranüssen, Palmkernholz,

Das tradiertes Heilwissen der Ahnen wird hier erforscht und für die Nachwelt zugänglich gemacht.

Tonkabohnen, Früchten, Kakao, Copaiba-Öl, Honig, Fasern und verschiedenen Extrakten sowie anderen Naturwaren. Etwa 30 Produkte werden für den Verkauf gesammelt. Dazu kommt noch eine Vielzahl weiterer Materialien, die für den Eigengebrauch gesammelt werden, wie auch medizinische Pflanzen. Nicht nur, dass jede Familie ein kleines Haus besitzt, sie betreiben auch Jagd, Fischfang und Kleinlandwirtschaft auf Waldlichtungen. Nur kleine Rodungen (nicht mehr als 5 ha pro Familie) sind zur nachhaltigen landwirtschaftlichen Nutzung zugelassen. Da sie auf die biologische Vielfalt angewiesen sind, bemühen sie sich auch, die Wälder zu erhalten. Die brasilianische Regierung schützt die Gebiete der Seringueiros sogar unter der Voraussetzung, dass die Wälder nachhaltig bewirtschaftet werden.

Mitbegründer dieser Idee war Chico Mendes, der 1988 ermordete Führer der brasilianischen Kautschukzapfer. Er war gegen die Zerstörung des Regenwaldes und wollte, dass sich die Kautschukzapfer verpflichten, den Wald auf ökologisch nachhaltige Weise zu nutzen und seine Unversehrtheit zu garantieren.

Bereits 1987 wurde das Gesetz zur Errichtung von Sammelreservaten in Brasilien beschlossen. Dadurch hat der brasilianische Staat die Möglichkeit, das Land vor Spekulanten zu schützen und es den Regenwaldgemeinden zur kollektiven, nachhaltigen Sammelnutzung zu übertragen. Das erste Sammelreservat, das eingerichtet wurde, ist das „Chico Mendes Reservat" in Acre. Es umfasste über 900.000 ha. 1990 wurde das Reservat „Xapuri", ebenfalls in Acre, gegründet. Es misst über 500.000 ha und beherbergt rund 500 Familien. Man ging dazu über, Vielzweckreservate einzurichten: eine Kombination aus Sammelreservaten, extensiven Waldmanagementflächen und in das Waldökosystem integrierte, kleinflächige und extensive Landwirtschaft. Die Kautschukzapfer selbst forderten eine ökologische Landreform.

Durch von den Ländern errichtete Sammelreservate werden der wertvolle Regenwald und seine Produkte vor Spekulanten geschützt.

Weitere Organisationen, die vor Ort aktiv sind

Surya Brasil Die Initiative Surya Brasil versucht, den Regenwald mithilfe von nachhaltig hergestellten Kosmetika, die Inhaltsstoffe aus den Regenwaldpflanzen Amazoniens enthalten, zu schützen. Zugleich wird etwas für die Leute getan, die in seiner Umgebung leben und ihren Lebensunterhalt dort verdienen. Sie zerstören die Pflanzen nicht, sondern nutzen nur die Samen. Die Inhaltsstoffe sind zusätzlich bio-zertifiziert. Auch Tierversuche finden für diese Kosmetika nicht statt. Sie verwenden dabei Pflanzeninhaltsstoffe von Arten, die Sie in diesem Buch kennengelernt haben: Açaí, Andiroba, Cupuaçu, Passionsblume bzw. Passionsfrüchte und Ucuúba. Die Mateiro-Schule ist ein Projekt der „Solidarist Surya", in deren Rahmen eine Zertifizierung als „Forest identification" oder „Mateiro" für Personen erreicht werden kann, die Pflanzen sammeln wollen. Es soll dabei eine bessere Kenntnis der örtlichen Pflanzen vermittelt werden. Näheres dazu unter www.surycosmetics.com.

EZA/Transfair Die Organisationen EZA in Österreich und Transfair in Deutschland vermarkten Produkte aus nachhaltiger, sozial- und umweltverträglicher Produktion. „EZA vertreibt in Österreich eine ganze Reihe von Produkten aus nachhaltiger Regenwaldnutzung wie Paranüsse und Nussriegel aus dem bolivianischen Amazonas, Cashewnüsse und Cashewbutter aus Brasilien, Honig aus den Regenwäldern Mexikos und Guatemalas sowie Rasseln aus verschiedenen Samen und Körbe aus Bananen- und Palmblättern, Rattan, Sisal und Gräsern", so Greenpeace Österreich (s. Seite 141 und Anhang: Quellenverzeichnis). Die Umweltorganisation berichtet von weiteren Initiativen wie der **Gurupá** in Brasilien, der Menschenrechtsorganisation **Cultural Survival,** dem **Nuriuan Projekt** in Mexiko, das von der italienischen Nicht-Regierungs-Organisation CRIC in Kooperation mit den Purépecha, einem indigenen Volk Mexikos, ins Leben gerufen wurde.

In einer Publikation, die ebenfalls von Greenpeace Österreich stammt, wird über eine Frauenorganisation im Südpazifik berichtet, die sich für Naturmedizin und -therapie einsetzt. Ihr Ziel ist es, traditionell genutzte medizinische Pflanzen vor Ausbeutung, Zerstörung und Missbrauch zu schützen und das Wissen darüber einer breiteren Öffentlichkeit zugänglich zu machen.

Der Zusammenschluss von asiatischen Nicht-Regierungs-Organisationen, Wissenschaftlern und Regierungsorganisationen unterstützt die Rolle der Gemeinden in der nachhaltigen Nutzung, dem Waldschutz und der Vermarktung von Nicht-Holz-Produkten.

Asian Forest Network

Es gibt weitere Organisationen, die in den Ländern mit Regenwaldgebieten versuchen, zu retten, was noch zu retten ist. Ein weiteres Beispiel aus Brasilien ist **SOS Mata Atlântica.** Dieses Projekt versucht, so viel wie möglich vom atlantischen Regenwald zu erhalten und den Namen des atlantischen Regenwaldgürtels in Brasilien bekannt zu machen. Im Internet kann man auf www.sosmataatlantico.org.br/english (englischsprachiger Teil der portugiesischsprachigen Website) den Zustand des Waldes abfragen, denn die Umweltinitiative überwacht den Wald per Satellit und stellt die Daten ins Netz.

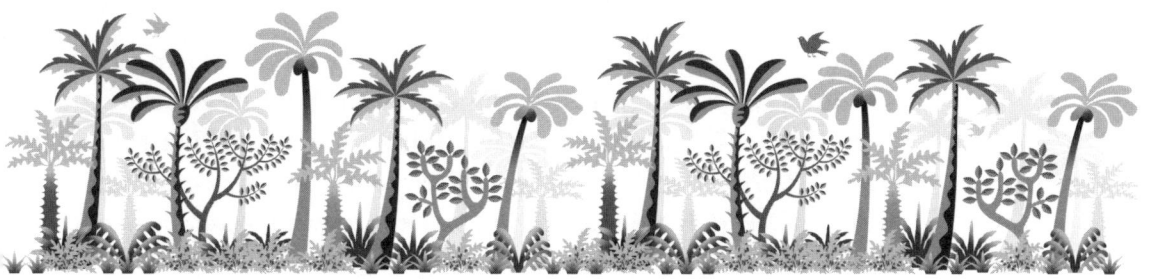

Wenn Sie helfen wollen – verschiedene Initiativen bei uns

Wenn Sie etwas für den Regenwald tun wollen, so gibt es zahlreiche Institutionen, die sich für seinen Erhalt engagieren. Im Folgenden finden Sie beispielhaft einige Organisationen:

OroVerde – die Tropenwaldstiftung

Oro verde bedeutet „Grünes Gold". Die Stiftung wurde 1989 von renommierten Persönlichkeiten aus Wirtschaft und Naturwissenschaften gegründet. Initiator war der inzwischen verstorbene Prof. Dr. Wolfgang Engelhardt, Ehren-Präsident des Deutschen Naturschutzrings (DNR), des Dachverbandes der Natur- und Umweltschutzverbände.

Die Stiftung ist als gemeinnützig anerkannt und konzentriert sich auf konkrete, dauerhaft wirksame Beiträge zur Erhaltung der Tropenwälder.

Sorgfältig ausgewählte, zuverlässige ortsansässige Partner – private Organisationen, die sich in ihren Heimatländern für den Schutz der Tropenwälder einsetzen – führen die Aktionen durch. OroVerde leistet die erforderliche Starthilfe und unterstützt die Organisationen vor Ort so lange, bis die Projekte sich aus eigener Kraft tragen und fest im Bewusstsein der dort lebenden Menschen verankert sind. Fachleute der Stiftung begleiten die Projekte und überwachen die Verwendung der Finanzmittel.

Hauptsächlich werden gefördert: Wiederaufforstung, Umweltbildung, Einführung waldschonender Wirtschaftsweisen, Errichtung von Schutzgebieten – in jedem Projekt Hilfe zur Selbsthilfe. Derzeitige Schwerpunktländer sind Guatemala, Honduras, Kuba, Surinam, Ecuador, Venezuela und Indonesien. Dabei konzentriert sich die Stiftung auf die Rettung der artenreichsten Ökosysteme der Erde: die tropischen Regenwälder. Das Haupt-

Seit ihrer Gründung initiiert OroVerde Schutzprojekte, konzipiert und fördert sie finanziell.

augenmerk liegt auf den sogenannten „Hotspots der Biodiversität", also auf den Gebieten, deren außerordentliche Vielfalt als besonders schützenswert eingestuft ist.

In Deutschland konzentriert man sich auf Umweltbildung und -information zum Thema Tropenwald. Dazu gehört auch das Internetspiel „Jungle-Race oder Die Jagd nach dem Amazonas-Schatz" für SchülerInnen ab zehn Jahren. Außerdem wird der Informationsaustausch zwischen den Naturschutzorganisationen, der Wirtschaft, Wissenschaft und Politik gefördert. Nähere Informationen können Sie auf der Homepage der Organisation www.oroverde.de nachlesen.

Ein attraktives und außergewöhnliches Geschenk sind z. B. OroVerde-Tropenwaldschutz-Aktien. So gibt es symbolische Anteilsscheine vom Projekt Maya-Dorf Kolibri, eine Tropenwald-Zeichnung oder sogar eine lebende Aktie in Form eines Yucca-Stammstücks; stellt man es in Wasser, beginnt die lebende Aktie kurz danach zu grünen!

Die Stiftung OroVerde ist nicht mit der gleichnamigen Firma Oro verde GmbH aus Tschechien zu verwechseln, die mit der Umweltorganisation nichts zu tun hat.

Salve Floresta e.V.

Dr. Carlos Soares Pinto (vgl. Vorwort) beschreibt die Organisation so: „Seit 1989 arbeitet der Verein „Salve Floresta" an der Unterstützung von Projekten, die den Regenwald Brasiliens vor der Vernichtung retten sollen. Dazu gehören Informationsveranstaltungen, Ausstellungen, die Einrichtung einer Regenwaldakademie vor Ort und über „Floresta Naturwaren" der Direktimport von Produkten, der die ökonomische Existenz der Einheimischen sichern soll. Grundsatz unseres Handels ist:

„Salve Floresta" weiß, dass nur der verantwortungsbewusst mit seiner Umwelt umgehen kann, der auf eigenen Beinen steht. Die

Hilfe zur Selbsthilfe – das Credo von Salve Floresta und anderen verantwortungsbewussten Organisationen.

ökonomische Selbstständigkeit der Ureinwohner bewahrt das Land vor Zerstörung.

Erneuerbarkeit: Ökonomische Selbstständigkeit, die keinen Raubbau betreibt, muss die sanfte Nutzung der Ressourcen anstreben. Was man der Natur nimmt, muss man ihr auch wieder geben.

Kulturniveau: Ein solches Handeln erfordert ein hohes Bewusstsein. Man muss an die Erde, an die Menschen, an kommende Zeiten denken. Deshalb gehören zur Rettung des Regenwaldes auch diejenigen Verhaltensweisen, die über Generationen langfristig wirken.

Eine Brücke: Der Verein ist dazu da, um diese Prozesse zwischen den Europäern und „den Anderen" zu vermitteln. Denn nicht jeder versteht den Unterschied zwischen südamerikanischer Begeisterung und deutscher Vernunft.

Das interessanteste Projekt des Vereins ist zurzeit die Errichtung der Regelwaldakademie. Hier sollen sich Mensch und Natur in sanfter Nutzung und zur Unterstützung der Einheimischen vor Ort begegnen können.

Am 13. Oktober 2005 wurde im Beisein von vielen deutschen und brasilianischen Besuchern das Botanicum „Botanisches Labor" feierlich eröffnet. […] Trotz aller Umstände wurde intensiv und pausenlos gearbeitet, bis das Haus komplett fertig war. […] Endlich können Schüler, Studenten, Besucher, nicht nur die Schönheit des Regenwalds kennen lernen, sondern anhand eines Mikroskops und Kleingeräten die Natur intensiver erforschen, studieren und dokumentieren. Das alles war nur möglich durch die Auszeichnung mit dem Umweltpreis 2004 von der „Europäische Reiseversicherung AG" an Salve Floresta e.V. Mit dem Startkapital und den Spenden unserer Mitglieder haben wir das Labor schnell und unbürokratisch innerhalb von 10 Monaten fertig gestellt. Ab jetzt, können jede Schule oder Gymnasium der Region,

Die Regenwaldakademie – Begegnungsstätte von Mensch und Natur.

aber auch Studenten der Biologie oder Botanik, problemlos unser Botanisches Labor benutzen. Das botanische Labor ist jetzt eine weitere wichtige Stätte für unsere Aufklärungsarbeit in Fragen des Umweltschutzes geworden. Botanik zum Erleben und Anfassen und neuerdings auch in Makrodimension."

Mehr über diese Initiative erfahren Sie im Internet auf www.salvefloresta.de.

Pro REGENWALD

Pro REGENWALD hat sich zum Ziel gesetzt, Wälder – insbesondere in den Tropen, aber auch in anderen Regionen – in ihrer natürlichen Vielfalt zu erhalten oder schon geschädigte Wälder wiederaufzuforsten. In Kooperation mit dort lebenden Menschen, insbesondere indigenen Völkern, versucht die Initiative zu einer angepassten Entwicklung beizutragen.

In diesem Sinne unterstützt Pro REGENWALD Projekte und Menschen, die für diese Ziele arbeiten. Der Verein recherchiert und informiert über die Zusammenhänge und Ursachen der Waldzerstörung und arbeitet dafür, die Ursachen der weltweiten Waldvernichtung abzubauen.

Nach ihrem Verständnis können Wälder – ebenso wie andere Ökosysteme – nur erhalten werden, wenn sich die Menschheit global zu einer nachhaltigen Lebens- und Wirtschaftsweise bekennt. Impulse dazu müssen insbesondere von den Industriestaaten ausgehen, in denen innovative und grundlegende Veränderungen nötig und möglich sind.

Die Initiative entwickelt und koordiniert Kampagnen zu aktuellen Missständen in Deutschland und im Ausland. Sie verfolgt die Diskussionen über die wichtigsten Themen auf (inter)nationalen Tagungen und Konferenzen, bezieht Stellung und informiert Presse, VerbraucherInnen und EntscheidungsträgerInnen. Die Vereinigung erarbeitet und organisiert Ausstellungen, die

Pro REGENWALD ist Ansprechpartner für Organisationen aus dem Ausland, die Unterstützung suchen.

ausgeliehen werden können. Sie gibt Broschüren und andere Medien zur Information der Öffentlichkeit heraus. Und sie macht Bildungsarbeit, vor allem mit SchülerInnen und LehrerInnen.

Informieren Sie sich im Internet auf www.pro-regenwald.de und www.diewaldseite.de.

WWF – World Wide Fund for Nature

Der WWF ist weltweit für den Naturschutz aktiv. Er ist eine der größten und erfahrensten Naturschutzorganisationen der Welt und in mehr als 100 Ländern tätig. Rund fünf Millionen Förderer auf der ganzen Welt unterstützen den WWF. 59 nationale Sektionen, Programmbüros und Partnerorganisationen arbeiten mit ihm zusammen. „Rund um den Globus führten 2007 etwa 5.000 Mitarbeiterinnen und Mitarbeiter 2.000 Projekte zur Bewahrung der biologischen Vielfalt durch. Dafür investierte der WWF 2006 insgesamt rund 537 Millionen Dollar", so der WWF. In Deutschland wurde die Umweltorganisation 1963 als gemeinnützige, unabhängige und überparteiliche Stiftung gegründet. Heute ist die Stiftung eine der größten privaten Non-Profit-Organisationen des Landes.

„Stiftung Regenwald" – eine Initiative des WWF seit 2003.

Zu den Initiativen des WWF gehört auch die „Stiftung Regenwald", deren Grundstein 2003 vom WWF und Krombacher gelegt wurde. Bis dahin musste von Jahr zu Jahr immer wieder über Spenden und andere Formen der Mittelbereitstellung das Budget für ein Schutzgebiet im Kongobecken, einem der größten zusammenhängenden Regenwaldgebiete, erbracht werden. Durch den Umweltfonds, der damals eingerichtet wurde, schaffte man Unabhängigkeit und sichert so den Schutz und die Nachhaltigkeit der Entwicklung in der Region.

Mithilfe dieser Regenwald-Initiative wird Schutz vor Wilderei und illegalem Holzeinschlag, die Ausbildung und Ausrüstung der Parkranger sowie der Aufbau einer ökologischen Forstwirtschaft im zentralafrikanischen Regenwald von Dzanga-Sangha ermöglicht.

Sehr wichtig ist auch die Entwicklung einer international anwendbaren Handlungsanleitung zur nachhaltigen Wildsammlung, nicht nur von Heilpflanzen, sondern auch von Pflanzen, die im Kosmetik- oder Nahrungsmittelsektor Anwendung finden. Dies ist ein gemeinsames Projekt des Bundesamtes für Naturschutz (BfN), der Weltnaturschutzunion IUCN, dem WWF und TRAFFIC (dem gemeinsamen Artenschutzprogramm von WWF und IUCN) sowie weiteren Partnern. Damit war der WWF maßgeblich an der Entwicklung des Internationalen Standards für die nachhaltige Wildsammlung von Heil- und Aromapflanzen (ISSC-MAP) beteiligt. Seit Februar 2007 steht nun eine konkrete Anweisung zur Verfügung, wie die Nutzung der Pflanzenbestände im Einklang mit Mensch und Natur erfolgen kann. Derzeit wird der ISSC-MAP in sechs Projekten weltweit getestet, unter anderem in Brasilien.

„Existierende Prinzipien, Richtlinien und Standards für die nachhaltige Nutzung von Ressourcen, zum Beispiel Waldbewirtschaftung, biologischer Anbau, fairer Handel und Produktqualität, wurden als Grundlage bei der Entwicklung des Standards herangezogen." „Der ISSC-MAP ist für alle Nutzer von Heil- und Aromapflanzen entwickelt worden, um ihnen eine klare Anleitung für die Einschätzung des Status der Wildvorkommen und die Kontrolle der Nachhaltigkeit der Sammelpraktiken zu liefern. Zu den Nutzern zählen Sammler, Händler, Unternehmen, Ressourcen-Manager und Zertifizierer."

Weitere Informationen über dieses Projekt erhalten Sie auf www.wwf.de/heilpflanzen und www.floraweb.de/map-pro sowie auf den Internetseiten www.wwf.de und auf www.traffic.org.

Fazit: Wir müssen dem Regenwald helfen – auch uns zuliebe!

Sie haben in diesem Buch gelesen, warum der Regenwald und die in ihm vorkommende Biodiversität für uns so wichtig ist. Auch einige Heilpflanzen, von denen man inzwischen weiß, konnten Sie kennenlernen. Zahlreiche weitere verbergen sich noch im Dschungel des Regenwaldes. Zuletzt sahen Sie, dass es einige Organisationen gibt, die versuchen, den Regenwald zu retten. Ihre Unterstützung ist dabei sicher willkommen.

Allein das Amazonasgebiet beheimatet heute mehr als 33.000 Pflanzenarten. Davon werden bereits über 10.000 Vertreter als Nahrungs-, Heil- und Aromapflanzen verwendet. Die Indigenen kennen und nutzen diese Schätze – ob als Heilmittel oder zur Ernährung. Für Viele, z. B. in Brasilien für über eine Million Menschen, bedeutet das Sammeln von Regenwaldprodukten die Lebensgrundlage.

Aber nicht nur die südamerikanischen Regenwälder sind in dieser Hinsicht von Bedeutung: In Südostasien stellt der Handel mit Nicht-Holz-Produkten aus dem Regenwald bereits seit dem 5. Jahrhundert eine wichtige Einnahmequelle dar. Bereits vor über 1.000 Jahren wurden vor allem Öle und Harze nach China exportiert. Heute leben 29 Millionen Menschen von der traditionellen, nachhaltigen Regenwaldnutzung – wobei Produkte wie Rattan, Heilpflanzen und ätherische Öle die Haupteinnahmequellen darstellen.

Die nachhaltige Nutzung des Regenwaldes bringt auch wesentlich mehr Gewinn als das reine Abholzen. So zeigte das „New York Institute of Economic Botany" (NYBG), dass im peruanischen Regenwald ein Hektar durch nachhaltige Sammelwirtschaft genutzter Regenwald sechsmal so viel Gewinn abwirft wie ein Hektar für Holznutzung. In Peru können aus einem Hektar

Jede Unterstützung, und sei sie noch so klein, hilft, den Regenwald zu schützen.

Regenwald Alternativprodukte im Wert von 6.820 US $ pro Jahr gewonnen werden. 90 % allein schon durch Kautschukzapfen und Sammeln von Früchten. Ein Hektar einer Holzplantage liefert dagegen nur etwa 3.184 US $ pro Jahr und ein Hektar einer Rinderfarm 2.960 US $ – und dies nur über einen begrenzten Zeitraum.

Dabei wird der ökonomische Wert der nachhaltigen Regenwaldnutzung nach wie vor unterschätzt. Doch das große Problem entsteht erst, wenn ein Regenwaldprodukt überregionale oder gar internationale Bedeutung erlangt hat. Denn dann treten ungeschriebene Gesetze in Kraft, die es äußerst schwierig machen, seine nachhaltige Nutzung zu garantieren. Dies betrifft z. B. die Produkte Jaborandiöl und Palmherzen. Oft passiert es dann, dass die plötzlich als wertvoll erkannten Pflanzen in großen Plantagen, oft Monokulturen, unter enormem Chemieeinsatz gezüchtet werden. Um größere Anbauflächen schaffen zu können, müssen deshalb immer größere Regenwaldteile gerodet werden. Man denke nur an Ölpalm-, Kautschuk-, Kaffee- oder Bananenplantagen.

Langfristig sichert die Bewahrung des Regenwalds mehr Gewinn – auch ökonomisch – als ein kurzfristiges Anholzen.

„Auch wenn die natürlichen Lebensräume, rechtlich gesehen, nationales Eigentum sind, so gehören sie doch, ethisch betrachtet, zum globalen Gemeineigentum. Der Verlust von Arten irgendwo auf der Erde vermindert den Reichtum insgesamt. Heute treiben die ärmsten Länder einen immer ungehemmteren Raubbau an ihren natürlichen Ressourcen und vernichten in dem verzweifelten Bemühen, ihre Auslandsschulden zu bedienen und den Lebensstandard ihrer Bevölkerung zu erhöhen, unabsichtlich einen Großteil ihrer Biodiversität. Aus vermeintlicher Notwendigkeit verfolgen sie umweltzerstörende Strategien, die kurzfristig die höchsten Erträge abwerfen. Die reichen Gläubigerstaaten verschlimmern diese Praxis, indem sie in den armen Ländern eine freie Marktwirtschaft propagieren, während sie den eigenen Bau-

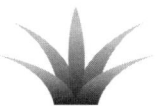

ern mit Subventionen unter die Arme greifen." Wie Recht Prof. Dr. Wilson mit diesen Aussagen hat, wird uns nahezu täglich in den Nachrichten präsentiert.

"Gegen jedes Leiden ist ein Kraut gewachsen", heißt es in einem bekannten Sprichwort. Das sollten wir uns immer wieder vor Augen führen. Es gibt immer noch viele, sogenannte unheilbare Krankheiten, denken wir nur an Multiple Sklerose, Alzheimer oder Parkinson. Auch viele Krebsleiden – insbesondere bei Kindern – gelten derzeit als nicht heilbar. Wenn wir schon nicht einsehen, dass der Regenwald als "grüne Lunge" erhalten werden muss, um unser Klima zu schützen, so sollte allein diese Tatsache genügen, alles dafür zu tun, den Regenwald zu bewahren, um gegen die Plagen der Menschheit irgendwann vielleicht doch einen Wirkstoff finden zu können.

Wildpflanzen enthalten eine Mischung aus den unterschiedlichsten Wirkstoffen. Keine von Menschenhand hergestellte Pille kann dem Erfindungsreichtum der Natur das Wasser reichen. Helfen Sie also mit, die Rettung des Regenwaldes auf unserem Planeten voranzutreiben!

*In diesem Sinne wünscht Ihnen alles erdenklich Gute
Ihre Dr. Andrea Flemmer.*

> Das Potenzial der Organismen aus dem Regenwald könnte uns einmal das Leben retten.

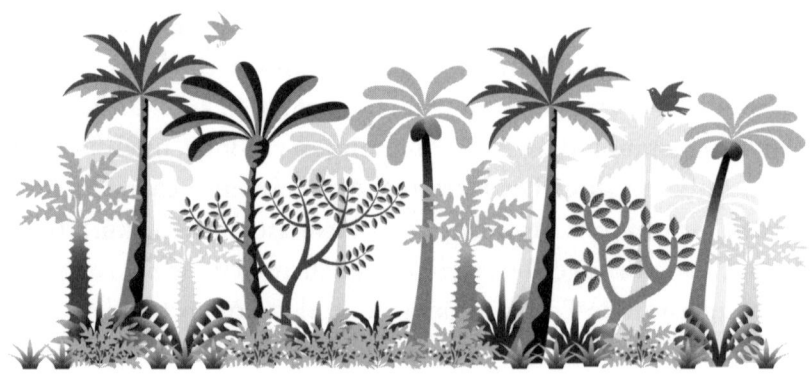

Anhang

Lexikon

Weltweit einheitlich erarbeiteter Wert der WHO (Welt-Gesundheitsorganisation) und FAO (Food and Agriculture Organization of the United Nations = Ernährungs-Organisation der Vereinten Nationen) bzgl. der Giftigkeit eines Stoffes ausgehend von dem sogenannten NOAEL-Wert (no observed adverse effect level), angegeben in mg/kg Körpergewicht. Ermittelt im Tierversuch und nochmals durch 100 bzw. 1000 geteilt. Man geht dabei davon aus, dass es für jede Substanz eine Schwelle gibt unter der die Substanz den Körper unbehelligt wieder verlässt und keinen Schaden beim Menschen anrichtet. Die ADI gibt also die Menge eines Stoffes an, der täglich verzehrt werden kann, ohne dass gesundheitliche Schäden zu erwarten sind. Summen- und Wechselwirkung zwischen den erlaubten Restmengen verschiedener gefährlicher Chemikalien sowie synergistische (sich gegenseitig verstärkende) Wirkungen werden dabei jedoch außer Acht gelassen. Diese Risiken sind derzeit nicht bekannt. Man vermutet allerdings, dass sie an der Zunahme von Allergien und Krebserkrankungen zumindest mit schuld sind.	**ADI (acceptable daily intake = akzeptable tägliche Aufnahme) oder ATD-Wert (annehmbare Tagesdosis)**
Vorwiegend gesundheitsschädliche, stickstoffhaltige Verbindungen zumeist pflanzlicher Herkunft, zu denen auch Rausch- und Heilmittel gehören. Nikotin gehört ebenso in diese Substanzklasse.	**Alkaloide**

Antioxidanzien	Schutzstoffe, die schädliche Reaktionen vom umgebenden Sauerstoff, seinen Verbindungen und die des Stickstoffs mit Fettbestandteilen (auch Cholesterin) von Lebensmitteln und Körpersubstanzen behindern. Auch die äußerst reaktionsfreudigen „Freien Radikale" (s. Radikale, freie) können sie unschädlich machen. Von Seiten der Wissenschaft wird angenommen, dass Antioxidanzien die Risiken von Krebs und Herzerkrankungen herabsetzen, die nicht nur in Deutschland und Großbritannien zu den Haupttodesursachen zählen.
Biodiversität und Biodiversitätskonvention	Unter „biologischer Vielfalt" bzw. „Biodiversität" ist die Vielfalt des Lebens auf der Erde zu verstehen. Dazu gehört die Vielfalt der Arten, der Gene und der Ökosysteme. Bereits 1992 wurde in Rio de Janeiro die Biodiversitätskonvention verabschiedet. Sie verbindet drei Elemente: den Schutz der biologischen Vielfalt, deren nachhaltige Nutzung sowie die gerechte Aufteilung der sich aus der Nutzung ergebenden Vorteile. Inzwischen sind knapp 180 Staaten der Konvention beigetreten. Auch Deutschland hat sich mit der Unterzeichnung des Abkommens verpflichtet, die Biodiversität nicht nur im eigenen Land zu erhalten, sondern auch Entwicklungsländer bei der Realisierung der notwendigen Schritte zu unterstützen.
Enzym	In der Zelle gebildete organische Eiweißverbindung, die als Biokatalysator hochspezifisch einen biochemischen Prozess im Körper beschleunigen und in eine vorteilhafte Richtung lenken kann.
Indigene Völker	Als indigene Völker bezeichnet man Indianer, Ureinwohner, Stammesvölker, autochthone Völker oder Eingeborene der jeweiligen Länder. Man zählt zu ihnen u. a. die Indianer Nord- und Südamerikas, die Inuit der Polarregion, die Sami in Nordeuropa, die Aborigines in Australien, die Maori in Neuseeland, aber auch

gut die Hälfte der Bevölkerung Boliviens, Guatemalas und Perus. In gut 70 Ländern unseres Planeten leben zurzeit etwa 300–500 Millionen Mitglieder indigener Völker.

Früher bezeichnete man sie auch als Naturvölker oder eingeborene Völker, was von den Betroffenen selbst als diskriminierend angesehen wurde. Als ethnische Minderheit wollen die Indigenen deshalb nicht bezeichnet werden, weil sie manchmal sogar die Bevölkerungsmehrheit in Staaten stellen, zu denen sie sich meist nicht zugehörig fühlen. Es gibt rund 5.000 indigene Kulturen. Allen gemeinsam scheint, dass ihnen ihr Land genommen, ihre wirtschaftliche Lebensgrundlage und ihre Kultur zerstört wurde.

Membranen (auch Zell- oder biologische Membranen)

Jede Zelle – also die kleinste, abgeschlossene Einheit z. B. des menschlichen und tierischen Körpers – ist durch eine Membran (dünne Wand) von der nächsten und ihrer Umgebung abgegrenzt.

Radikale, freie

Sehr reaktionsfreudige, aggressive, instabile Verbindungen, in der Regel sauerstoffhaltig, die im Körper Zellwand, -bestandteile und Erbsubstanz schädigen oder sogar zerstören können. Sie entstehen immer wieder und kommen natürlicherweise auch im gesunden Organismus vor, um wichtige Prozesse in Gang zu bringen. Sind die freien Radikale aus der Balance, kann durch sie eine möglicherweise krebsauslösende Erbgutveränderung entstehen, die auf diejenigen Zellen, die aus der ursprünglichen hervorgehen, vererbt werden kann. Sie werden im Körper selbst gebildet und von außen zugeführt, z. B. über Nahrung, Tabakrauch, bestimmte Arzneimittel (z. B. das fiebersenkende Paracetamol) oder Umweltgifte der Luft bzw. Abgase. Auch durch den Einfluss von UV-Licht (Sonnenbaden), Stress und radioaktiven Strahlen entstehen sie. Nicht nur bei Rauchern, auch bei Vielfliegern lassen sich größere Mengen freier Radikale feststellen.

Der Mensch hat bestimmte Schutzmechanismen entwickelt, um diese aggressiven Teilchen zu „entgiften".

Sekundäre Pflanzenstoffe Im Allgemeinen handelt sich um eine Fülle chemisch sehr unterschiedlicher Verbindungen, die nur in sehr geringen Konzentrationen – maximal bis zu einigen Gewichtsprozenten aller Inhaltsstoffe, den Wassergehalt bereits abgezogen – in Pflanzen vorkommen, beim Menschen eine medizinische Wirkung ausüben und Bestandteil zahlreicher Arzneimittel sind. Die Pflanze benötigt sie nicht unbedingt zum Überleben und wenn wir sie nicht zu uns nehmen, führt dies nicht zu akuten Mangelerscheinungen. Verzehrt man sie jedoch nicht, erhöht sich nach gängiger wissenschaftlicher Meinung langfristig das Risiko, bestimmte Krebsformen zu entwickeln. Personen, die sich vollwertig ernähren, nehmen automatisch viele dieser gesundheitsfördernden Substanzen auf. Man geht davon aus, dass man mit einer gemischten Kost ca. 1,5 g pro Tag davon zu sich nimmt.

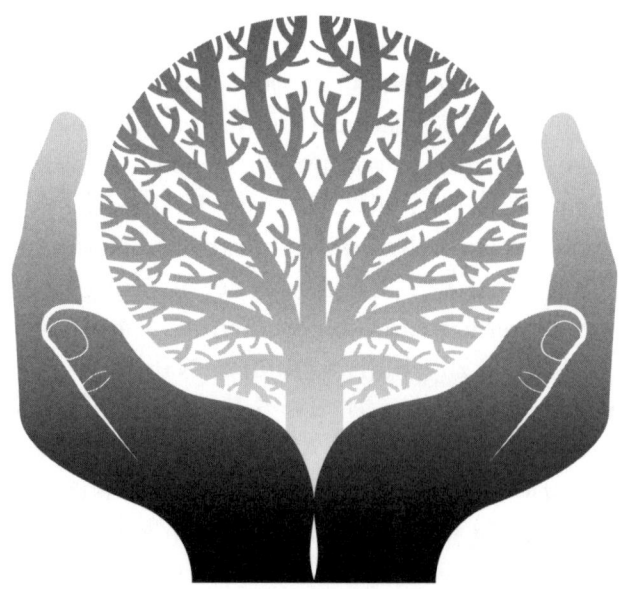

Quellenverzeichnis

ADDAI, F.K./NUAMAH, I.K./PARKINS, G.E.: Brief chewing of Garcinia manii stick reverses reduced saliva pH after a glucose rinse. Med Sci Monit. 2002, 8(11): CR 746–50, Department of Anatomy, University of Ghana Medical School, Accra/Ghana

BÄTZ, D.: Mykotherapie – Behandlung mit asiatischen Heilpilzen. Netzwerk Ganzheitlichkeit, Mainz 2/2008

BETHGE, W.: Der Ylang-Ylang Baum und seine stark duftenden Blüten. 2004, http://bethge.freepage.de/ylangdt.htm

BIO COMERCO PERU: Specialty Cocoa from Northern Peru. Aprocam/Aprocap Prospekt zum Kakaoanbau in Peru

BATSCHKUS, M.M.: Ethnomedizin – Erweiterung unserer Medizinkultur. Naturheilpraxis 07/2007

BERGES, U.: Exotische Tees mit Wunderwirkung?. UGB-Forum 2/00, www.ugb.de/e_n_1_140101_n_n_n_n_n_n.html

BRASILIEN.DE REISESERVICE 1999–2008 EICHSTETTEN: Cajú – Cashewnuss, Graviola. www.brasilien.de/land/florafauna/fruechte.asp

BÜSCHER, T.: Heilung aus dem Regenwald – ein Nachschlagewerk für den botanischen Garten der Fundación Ecológica Curiquingue. Bachelorarbeit an der Fachhochschule Eberswalde 2007

CHANKUAP STIFTUNG ECUADOR: Erdnüsse aus Amazonien. Flyer

COIRINI, R/COSIANSI, J./ZAPATA, R./ZYGADLO, J.: Evaluation of variability in natural populations of peperina (Minthostachys mollis (Kunth.) Griseb.), an aromatic species from Argentina. Bioversity International – FAO

DEUTSCHLE, T.: Nutzpflanzen aus dem tropischen Regenwald (Einführung). Ulm 12/2007, www.faszination-regenwald.de.htm

DOMBECK, F.: Strukturmodifikationen an den antimikrobiell und zytotoxisch aktiven Annonaceen-Alkaloiden Cleistopholin, Sampangin und Onychin. Dissertation der Fakultät für Chemie und Pharmazie der LMU München, Herzberg 2003

DZIEDZIOCH, C.: Banane, Ingwer, Feige, Zimt, Vanille. Ulm, 12/2007, www.faszination-regenwald.de.htm

DRAPEAU, C.: Wohlbefinden und Vitalität durch Amazonas-Wildkräuter. (Vortrag 2004), www.tropenwaldschutz.info/html/produktinfo.html

FISCHER, G.: Mata Atlantica – Der brasilianische Küsten-Urwald. SWR2 Wissen, Sendung 12/2005

FLEMMER, A: Alternative Therapien bei MS. Hippocampus-Verlag, 2008

FLEMMER, A.: Das Anti-Herzinfarkt-Ernährungsbuch, Fel!x Verlag, 2008

FLEMMER, A.: Das Anti-Krebs-Kochbuch". Verlag Neumann-Neudamm, Melsungen, 2. Aufl. 2006

FLEMMER, A.: Bio-Lebensmittel – warum sie wirklich gesünder sind. Schlüter-Verlagsgesellschaft, 2008

FLEMMER, A: Das Mineralstoff-Kochbuch. Verlag Neumann-Neudamm, Melsungen, 2004

FLEMMER, A: Das Multi-Vitamin-Kochbuch. Verlag Neumann-Neudamm, Melsungen, 2004

FLEMMER, A.: Schadstofffalle Supermarkt? Schadstoffarme und -freie Alternativen", Fel!x Verlag, 2007

FLEMMER, A: Die Vitamin-Lüge. Verlag Neumann-Neudamm, Melsungen, 2005

FRAUNHOFER-INSTITUT: Neuer Süßstoff Thaumatin – Verfahren zur Verwertung einer afrikanischen Kulturpflanze. Das Fraunhofer-Institut für Grenzflächen- und Bioverfahrenstechnik IGB, Stuttgart, 2006 www.igb.fraunhofer.de/WWW/GF/DP/dt/GFDP_25_Thaumatin.dt.html

GESUNDHEIT.COM: Yiang-Yiang Baum (Cananga odorata). MediaDomain Verlags GmbH, www.gesundheit.com/alternative_heilweisen/ah_detail_83.html

GLOBULISSIMO HOMÖOPATHIE-ONLINE-SHOP: Ipecacuanha (Cephaelis ipecacuanha). www.globulissimo.de/homoeopathie-infos/arzneimittel/einzelmittel/ipecacuanha.htm

GREENPEACE ÖSTERREICH: Die Grüne Schatzkammer. Greenpeace, Wien www.greenpeace.at/uploads/media/Nachhaltige_Regenwald-Nutzung.doc

GREENPEACE E.V. (HRSG.): Essen ohne Gentechnik. Einkaufsratgeber für gentechnikfreien Genuss. Greenpeace Einkaufsnetz Hamburg, 7. Aufl./Stand: 15.3.2005

GTZ (DEUTSCHE GESELLSCHAFT FÜR TECHNISCHE ZUSAMMENARBEIT, 2008): Biodiversity in German Development Cooperation. 7th revised version. Eschborn. en-biodiv-german_development_cooperation-2008.pdf

GTZ: Persönliches Gespräch mit Konrad Übelhör von der GTZ, Division 47, Environment and Climate Change, am 5.6.2008

GTZ: Umsetzung der Biodiversitätskonvention YAWA JEE – Indigenes Schutzgebietsmanagement im Regenwald Ecuadors. Ein Projekt der ecuadorianisch-deutschen Zusammenarbeit. Eschborn, 10/1999

GUERRA, D.P.G.: Baumblut Cobaiba. Gefunden in: Don Pedros Hausapotheke, www.don-pedro-guerra.net/dpg/modules/flora/index.php?id=1:11

GUTJAHR, E.: Vom Nutzen der Vielfalt des Tropenwaldes in Brasilien. Broschüre des Deutschen Entwicklungsdienstes „Ländliche Entwicklung und Ressourcenschutz", 2002, www.ded.de1

HEILKRÄUTER-SEITEN: Lapacho. www.heilkraeuter.de/index.htm

HEINRICH, M./RÄTSCH, C.: Medizin aus dem Regenwald, Midena-Verlag. Gefunden in: Die Apotheke der Schamanen – Traditionelle Arzneipflanzen als Grundlage für moderne Medikamente. 2/2004, www.stern.de/wissenschaft/gesundheit/520658.html?eid=518428

HTTP://NATURHEILKUNDE-LEXIKON.EU/1476.HTML: Mexican Wild Yam: Eine Pflanze mit Hormonwirkung

ITHAKA HARBORS, INC.: Entry for Asplenium lobatum Pappe & Rawson (family: Aspleniaceae). www.aluka.org/page/content/index.jsp

JAHRBUCH DES KÖNIGLICH BOTANISCHEN GARTENS, BERLIN 5:281, 1889: Ocotea glaziovii Mez. 4/2000, http://zipcodezoo.com/Plants/O/Ocotea_glaziovii.asp

KI-MOON, B. (UN-GENERALSEKRETÄR): 13 Jahre Zeit, die Klimakatastrophe zu verhindern. 3/2007, www.oroverde.de/regenwald-wissen/tropenwaldschutz-ist-klimaschutz.html

KULOW, B.: Arznei im Regenwald, Pharma-Industrie sucht Kräuter – Brasilien will nicht länger leer ausgehen/Forschung – Vampire helfen beim Schlaganfall. 07/2002 www.amazonas.de/amazonas/regenwald_arznei.html,

LAGRAMA: In the peruvian rainforest the freshest and most natural organic ginger is grown... Agronegocios la Grama S.A.C., Lima, Peru, www.Lagramperu.com: Prospekt

VON DER LINDEN, U.M.: Das Potential „funktionaler Früchte". FLÜSSIGES OBST 11/2005 (Vortrag anlässlich der 45. Internationalen Fruchtsaft-Woche, Köln 2005). www.carriere.de/carriere/press/Das_Potential_funktionaler.pdf

MS-AMBULANZ DES MPI FÜR PSYCHIATRIE: Multiple Sklerose – Diagnostik und Therapie. 4/2008, München

NATURE WEB DESIGN: Andiroba (Carapa guianensis). 11/2005, http://nature.de/_artikel/fettoel/descript/f040b.htm

ÖKOTEST THEMEN-SPECIAL: Artensterben Arzneimittel – Natur pur. www.oekotest.de/cgi/nm/nm.cgi?doc=art-tab-arzneimittel

OLIVEIRA: Cogumelo do deus – der Koenig der Heilpilze. 8/2004, www.symptome.ch/vbboard/gesundheit-allgemein/245-k-nig-heilpilze.html

ORGANICS BRASIL: Organic by name – organic by nature. Broschüre für die Biofach 2008 über Brasliens Bioprodukte.www.organicsbrasil.org

ORO VERDE – DIE TROPENWALDSTIFTUNG: Informationen, Aktionen etc. (5/2008): Das Land der Bäume mit Dr. Grandel/3 mal Silber beim Deutschen Dialogmarketingpreis 2008/Regenwald in Schule und Unterricht/Jungle-Race oder Die Jagd nach dem Amazonas-Schatz/Gestern ist Hamburg abgebrannt. Morgen brennt Köln. www.oroverde.de

ORO VERDE: Tropische Medizin-Pflanzen – Beispiele von tropischen Pflanzen, deren Wirkstoffe in der heutigen Medizin genutzt werden. www.oroverde.de/regenwald-wissen/nutzen/apotheke-regenwald/apotheke-regenwald-forts.html

ORO VERDE: Krebsmedizin aus dem Wald. www.oroverde.de/regenwald-wissen/nutzen/apotheke-regenwald.html

ORO VERDE: Ressourcen für die Menschheit; Nahrung aus dem Tropenwald – ein bisher kaum genutztes Potenzial. 5/2008, www.oroverde.de/regenwald-wissen/ressourcen-fuer-die-menschheit.html

ORO VERDE GMBH: Achiote, Caihua, Chanca Piedra, Chuchuhuasa, CutiCuti, Guanábana, Manayupa, Marco, Pasuchaca, Sangre de Drago, Tawari amarillo, Tawari negro, Uña de Gato. www.oroverde.cz

PAYER, M.: Materialien zur Forstwissenschaft; 2.2. Magnoliatae. 11/1997, www.payer.de/cifor/cif01022.htm

PENATEN® FÖRDERPREIS 2004/2005, THEMA: Babypflege im Wandel der Zeit. www.penaten.de/penaten/beratung/professional_area/kompendium/8_2_foerderpreis2004.pdf

PROBST, K.J.: Kampf dem Krebs – Hilfe aus dem Regenwald; Indianermedizin hilft heilen. www.nlnv.de/front_content.php

PERÚBIODIVERSO: Camu Camu, Sacha Inchi und Yacon. Konzept Biohandel und Projekt PeruBiodiverso Regenwaldprojekt, Prospekt

PRIPA, EXOTIC FRUCHTIMPORT GMBH: Früchte aus Sri Lanka. Broschüre

COMISIÓN DE PROMOCIÓN DEL PERÚ PARA LA EXPORTACIÓN Y EL TURISMO – PROMPERÚ: Perú – Natural Products. PromPerú, Lima, 2. Aufl., 2/2008

PRO REGENWALD: Was sind Indigene Völker?. www.pro-regenwald.de/

RC-NATURA: PsoLind Balsam. www.rc-natura.de

RC-Natura: Neuheit aus dem Regenwald: PsoLind Balsam Therapiebegleitende Spezialpflege bei Schuppenflechte und Neurodermitis. RC-Natura OHG, Ismaning, www.andiroba.de

Richter, H.G./Dallwitz, M.J.: Calophyllum spp. (Bintangor). 5/2000, http://biodiversity.uno.edu/delta/

Souci, S.W./Fachmann, W./Kraut, H.: Die Zusammensetzung der Lebensmittel. Nährwert-Tabellen., Medpharm, 6. Aufl. Stuttgart 2000

Schuster, W.H.: Leguminosen zur Kornnutzung Flügelbohne, Goabohne. www.genres.de/leguminosen/fl_bohne.htm

Schwabe Pharma: Passionsblume. www.schwabepharma.ch/cms/index.cfm?objectid=0C74AB9F-C339-1535-8FB567FFDAF08517

Teppner, H.: Experiences in ex-situ conservation in the Botanic Garden of the Institute of Botany of the University of Graz. Fritschiana, Graz 2003

Tetesept: Copaiba. www.tetesept.at/Copaiba.245.0.html

Verbraucher-Zentrale Hamburg e.V. (Hrsg.): Was bedeuten die E-Nummern? Lebensmittel-Zusatzstoffliste. 4/2004

Wähling, U.: Ylang-Ylang. www.feenkraut.de/herbs/ylang-ylang.html

Weigend, M./Dostert, N.: Towards a standardization of biological sustainability: Wildcrafting Rhatany (Krameria lappacea) in Peru. Medicinal Plant Conservation 11, 8/2005, www.iucn.org/themes/ssc/sgs/mpsg/news_download/mpc11_final_std.pdf

Wilson, E.O.: Der Wert der Vielfalt. Die Bedrohung des Artenreichtums und das Überleben des Menschen. Piper GmbH & Co. KG, München 1995

Wissenshunger bei Vox: Ingwer. Sendung 4/2008

WWF: Weltweit aktiv für den Naturschutz. Mit Kettensägen gegen Heilpflanzen – WWF warnt vor Ausrottung unentdeckter Heilkräuter auf Borneo. www.wwf.de, Frankfurt/Main 4/2006

WWF: Regenwald dauerhaft sichern – Regenwaldstiftung von WWF und Krombacher macht Schule. Das Krombacher Regenwald-Projekt 2008, Neue Aktion für das WWF-Projekt in Dzanga-Sangha. www.wwf.de

WWF Deutschland/TRAFFIC Europe-Germany: ISSC-MAP – Der Internationale Standard für nachhaltige Wildsammlung von Heil- und Aromapflanzen. Frankfurt/Main 2/2007, Heilpflanzen_ISSC_Map_Hintergrundinfos_final_080207

www.audioenglish.net/dictionary/mucuna_deeringiana.htm: Mucuna Deeringiana

www.borneofocus.com/saip/vaic/R&D/article4.htm: Clinical useful Drugs from Tropical Rain Forest Plants

www.botgard.ucla.edu/html/botanytextbooks/economicbotany/Dioscoreamed/index.html: Mexican Yams-Cortisone, Steroids and oral Contraceptives

www.brasilienportal.ch/index.cfm?nav=12,58,172&PID=14: Copaifera multijuga

www.chironmed.de/index.php?sid=4232f9483adbbb0ae84884577a53fd64: Verschiedene medizinische Produkte aus dem Regenwald

www.heilfastenkur.de: Afrikanische Pflaume, Ylang-Ylang, Indischer Stechapfel

www.mundoandino.com/Colombia/Amazon-Grape: Amazon Grape

www.weight-care.com/herb_muna_muna.htm: Muña

www.wikipedia.org/Lexikon im Internet: Alkaloide, Andiroba, Annattostrauch, Barbasco, Brechwurzel, Calophylla, Cupuaçu, Curare, Indische Schlangenwurzel, Katzenkralle, Kurkuma oder Gelbwurz, Mangostinbaum, Minthostachys mollis, Papaya, Passionsblumen, Pilocarpus, Paraguay-Jaborandi, Prunus africana, Regenwald, Rosafarbene Catharanthe, Thaumatin, Talgmuskatnussbaum, Ylang-Ylang.

Zavala, B.P. (Programa Biocomercio Perú Caerencia Central de Regiones y Desarrollo, Perú): persönliche Mitteilung, Februar 2008

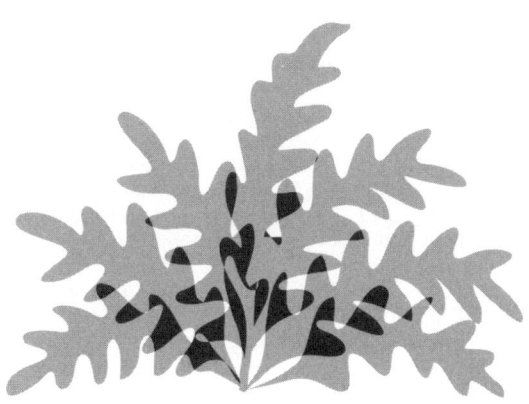

Stichwortverzeichnis

Abführmittel   42, 47, 67, 72, 112 133
Abgespanntheit   77, 136
Abholzung   14
Abhusten von Schleim erleichternd   67
abortiv   39, 76
Abszess   48, 88, 114, 133
Açaí   38, 59 ff., 147 f., 151
Acetogenine   82
Achiote   66
ADS   147
Adstringens   67, 101, 103, 112
Afrikanische Pflaume   46 f., 133 ff.
Agaricus blazei murril   61 f., 133 ff., 139 f., 147, 149
Aids   34, 42, 47, 62, 88 f., 133
Ajmalin   51
Akne   57, 88, 125, 133
Alkaloide   42, 51, 54, 72, 74, 76, 86, 88, 105, 163
Allergien   88, 91, 109, 118, 121, 133
Altamisa   96
Alzheimer   15, 28, 96, 133, 162
Amazonas   14, 38, 42, 59, 71, 79, 81 f., 93 f., 97, 102 f., 109, 114 f., 128 f., 147, 150, 152, 160
Ambrosia peruviana Willd.   96
Aminosäuren   130
Amöbenruhr   86, 133
Ananas comosus   39
Ananas   38 f., 134, 138 f., 148
Anästhesie   93
Ancabesu   115
Andiroba   8, 10, 60, 63 ff., 134 ff., 140, 152
Androgen   121
Ängstlichkeit   57, 125
Angstzustände   100, 133
Annatto   38, 66 ff., 133 ff.
Annona muricata L.   81
Annonacen-Acetogenine   82 f.
Anthocyane   60
Anti-Aging-Mittel   122 f.
Antibabypille   121 f.
antibakteriell   9, 68, 72, 79, 101, 111 f., 133

Antibiotikum, natürlich   42, 77, 112
Antidepressivum   81, 130
antimikrobiell   88, 103, 118
antimutagen   89
antimykotisch   9, 101, 111 f., 118
Antioxidans   41, 52, 60, 90, 101, 103, 107, 110, 112, 118, 130, 133, 164
Antirheumatikum   96
antiseptisch   56, 64, 112
antiviral   72, 101, 107, 111, 118, 133, 139
APEX-Brasil   147
Aphrodisiakum   54, 56, 67, 75, 97, 109, 116, 128, 133
Apoptose   57, 91
appetitanregend   72, 74, 133
Argentinien   97, 102
Aromapflanzen, Nutzung   159
Artensterben   16, 27
Artenvielfalt   19 ff., 24, 29, 36, 45
Arterien, verstopfte öffnen   120
Arterienwände, Reinigung   71
Arterioskleroseprophylaxe   52, 71
Arthritis   57, 75 f., 88, 91, 111, 121, 133
Arthritis, allergisch bedingt   95, 133
Asian Forest Network   153
Asplenium lunulatum Sw.   80
Assaipalme   59
Asthma   73, 76, 82, 88, 91, 95 f., 100, 133
ATD   163
Atembeschwerden   57, 77, 111, 133
Atemwegserkrankungen   52
Äthiopien   21
atlantischer Regenwald   153
atopisches Ekzem   65
Aubergine   38
Augenentzündung   50, 67, 121, 133
Augeninfektion   67, 133
Ausbeutung   141, 143 f.
Ausfluss, eitrig   106
Auslandsschulden   144
Austrocknung   73
autochthone Völker   164

Autoimmunerkrankungen   89, 112, 133
Avocado   38
Bahamas   71
Banane   38
Barbasco   36, 69, 134 ff., 138
Bauchschmerzen   48, 79, 133
belebend   58
Belize   87, 95
Berberin   101
Berg-Regenwald   14
beruhigend   57 f., 81, 111, 133
Betacarotin   130
β-Citronellal   101
Beta-Glukane   62
β-Sitosterol   46
Betäubungsmittel für Zahnentfernung   106
Bevölkerungswachstum und Regenwaldsterben   141
BfN   159
Bilharziose   113
Bindegewebsschwäche   58
bindegewebsstraffend   133
Bindehautentzündung   49, 133
Bintangorbaum   47
Biodiesel   28
Biodiversität   20 ff., 145, 155, 160 f., 164
Biodiversität, Konvention   145, 164
Bioflavonoide   101, 130
biologische Vielfalt   17 ff., 25
Bioprodukte   31, 40, 115, 130, 145 ff., 152
Biotrade   145
Birma   7
Bixa orellana   66
Blähungen   57, 72, 74, 98, 110, 113, 133
Blasen der Haut   97
Blasenentzündung   67, 73, 88, 134
Blasenkrebs   54, 83, 140
blaue Flecken   97, 134
Blutarmut   73, 106, 109, 111, 116, 134
Blutdruck, erhöht   42, 51, 56, 62, 67, 71 f., 81, 88, 91, 109, 111, 116, 129, 139

Blutgefäße, entkrampfend   116
Blutgerinnsel, Auflösung   119
Blutgerinnung, beschleunigend   105
Blutungen stillend   60, 105, 134
Blutungen   95
Blutungsneigung   86, 134
Blutungstillung nach der Geburt   116
Blutzirkulation, Förderung   109
Blutzucker stabilisieren   72, 80, 101, 113, 116, 129, 134
Bodenverbesserer   50
Bolivien   69 f., 80, 85, 87, 97, 103 f., 114, 128, 149, 152, 165
Borneo   47
Borojó   128 f., 133 f., 139 f.
botanischer Garten für medizinische Pflanzen   150
botanisches Labor   156
Botryopsis platyphylla   93
Brandrodung   14, 29, 31
Brasilien   9, 21, 27, 30, 39, 60 f., 64, 72 f., 79, 82, 85, 87, 95, 98, 109, 118, 128 f., 142, 147 ff., 150, 152 f., 155, 160
Brazilian Forest   147 ff.
Brechmittel   51, 86
Brechnuss   93
Brechreiz   134
Brechwurzel   85
Bromelain   39
Bronchialasthma   95
Bronchialkarzinom, kleinzellig   54, 140
Bronchialkatarrh   69, 134
Bronchitis   42, 52, 73, 75, 77, 96, 109, 134
Brotfrucht   37
Brüste, zyklusabhängiges Spannungsgefühl   125
Brustkrebs   17, 54, 78, 83, 140
Brustschmerzen   47, 106, 134
Bruzellabakterien   112
Bundesamtes für Naturschutz, s. BfN
Caboclos   64
Caihua   70 f., 134 ff., 139
Cali Cali Casha   71, 135 f.
Calophyllum spp.   47
Camu Camu   44, 129 f., 133 f., 147 f.,
Cananga odorata genuina   55
Candida   89, 112

Carapa guianensis Aubl.   8, 63
Cashewprodukte   152
Catharanthus roseus   17, 53
CBD   145
Cephaelin   86
Cephaelis ipecacuanha   85
Chanca Piedra   71 ff., 133 ff.,
Chemotherapie   54, 140
Chemotherapie, keine Wirkung   91
Chemotherapie, Nachbehandlung   91
Chew stick   48, 136
Chile   15, 102
Chilischote   38
China   61, 71
Chinarinde   74, 135 f.
Cholera   51, 134
Cholesterin, Senkung   52, 62, 67 f., 70, 101, 109, 115 f., 131, 139
Chondrodendron tomentosum   93
Chuchuhuasa   74 ff., 133 ff., 140
Chugriyuyu   48 f., 133 ff.
Cinchona officinalis L.   74
CITES   146
Clanolid A   47
Convention on Biological Diversity   145
Copaiba   10, 77 f., 133 ff., 150
Copaifera spp   77
Copal   77
Corticeira   103
Cortisonherstellung   120 ff.
Costa Rica   79, 87
CRIC   152
Croton dracanoides   103
Crotonbaum   103
Cultural Survival   152
Cupuaçu   10, 78 f., 133, 135, 137, 139, 148, 152
Curare   93 f.
Curcuma xanthorriza   51
Curcumin   52
Cuti Cuti   80, 134 ff., 138
Cyclantera pedata Schardt.   70
Cymbopogon citratus   57
Darmbeschwerden   100
Darmentzündung (Typ: Morbus Crohn)   134
Darmentzündung   88, 90
Darmfieber   106, 134
Darmgeschwür   91
Darmkrebs   78, 140

Darmwürmer   39, 81
Deguelia utilis   69
Dehydratation   73
Demeter   148
Dengue-Mücken-Schutz   64
Depression   62, 64, 126, 134
depressive Verstimmung   57, 100
Desinfektionsmittel   42, 96
Desmodium adscendens Sw.D.C.   94
Desmoteplase   119
Deutsche Gesellschaft für technische Zusammenarbeit, s. GTZ
Deutscher Naturschutzring   154
Deutscher Entwicklungsdienst (DED)   59 f.
Diabetes   50, 62, 70, 72 f., 82, 88, 101, 109, , 112, 116, 133 f.
Diabetiker, Ernährung   115
Dickdarmkrebs   83, 140
Dieselersatzstoff   77
Dioscorea spp.   120
Diosgenin   121 ff.
Drachenblut   104
D-Tubocurarin   93
Dünndarmbakterien, Unterstützung   88
durchblutungsfördernd   64
Durchfall   42, 48, 56, 67, 69, 72, 75, 81, 95, 101, 103, 106, 112, 116, 134
Durchfall, chronisch   77
Durian   38
Dzanga-Sangha   159
Ecuador   29, 42, 69, 80, 87, 94, 97, 102 f., 109, 116, 149, 154
Eierstockentzündung   95, 134
Eierstockkrebs   17, 83, 90, 140
Eierstockprobleme   95, 134
Eisen   60, 130
Eiterabfluss aus entzündeten Hautpartien   114
Eiweißlieferant   49, 60
eiweißspaltendes Enzym   39, 41
Ekzem   57, 106, 133
Elfenbeinküste   14
Emetin   86
Empfängnisverhütung   42, 120 ff.
Energie aufbauend   77
entkrampfend   116
entspannungsfördernd   57, 134
entwässernd   91, 134

171

Entzündungen 39, 47, 52, 64, 67, 70, 103, 134
entzündungshemmend 39, 77, 89, 101, 105, 109, 111, 118, 123, 134
Enzyme 42, 164
Epilepsie 67, 100, 134
Erbrechen 58, 134
Erdnuss 38
Erkältung 39, 54, 58, 78, 111, 134,
Erschöpfung 58, 134
Escherichia coli 68
Ethylbutansäure 101
Euterpe edulis 59
Euterpe oleracea 59
EZA 152
Fatigue 62, 135, 140
Fettleibigkeit 67, 135
Fettsäuren, ungesättigt 60, 131
Fettverbrennung, fördernd 41
Fettverdauung 52, 139
Fibromyalgie 88, 135
Fieber 47, 56, 58, 64, 67, 72, 74, 81, 111 f., 114, 116, 135
Fledermausspeichel, Enzym (DSPA) 120
Fleischkonsum und Regenwaldsterben 30 f., 141
Fliegenabwehr 58
Flügelbohne 49
freie Radikale, Hemmung 101
freie Radikale, Schutz 61
Fruchtbarkeit, Stärkung 106, 122
Fructooligosaccharide 115
FUNECU 149 f.
Furunkel 114
Füße, kalt 41
Fußentzündung 96
Galgant 38
Gallen- und Harnwegsmuskulatur entspannend 72
Gallenblasensteine 72, 113, 135
Gallenfluss, Förderung 52, 123, 135, 139
Garcinia mangostana 118
Garcinia manii 48
Gebärmutterhalskrebs 54, 83, 90, 140
Geburtskomplikationen 79, 82, 135
Gefäßerkrankungen 76
Gehirnfunktion 131
Gehirntumor 76
Gelber Zimt 81, 134

Gelbsucht 67, 72 f., 135
Gelbwurz(el) 51
Gelenkbeutelentzündung 135
Gelenkentzündungen 57
Gelenkschmerzen 57, 73, 90, 135
Genbanken 142
genetische Ressourcen 21, 36, 145
Geraniol 101
Geranium dielsianum Knuth 101
Geschlechtsorgane, Krämpfe und Schmerzen 95, 136
Geschlechtsorgane, weiblich, Infektionen 108
geschwulsthemmende spezifische Immunität 91
Geschwüre 48, 90, 118
Gesichtsrose 111
Gestagen 123
Gewichtszunahme, zyklusabhängig 125
Gewürznelke 38
Ghana 48, 94 f.
Gicht 57, 135
Gingerole 40
Glaukom 49, 98
Glaziovin 81
globale Erwärmung 26
Goa-Bohne 49 f., 133 f., 136 ff.,
Gonorrhö 72
Granatapfel 38
Granulozyten, Stimulierung 88
Grapefruit 38
Graviola, s. Guanábana
Greenpeace 30 f., 55, 141, 142, 143, 150, 152 f.
Grenadilla 99
grippaler Infekt 130
Grippe 64, 72, 82, 111, 135
Gründüngung 50
Grüner Star 49, 98, 135
GTZ 102, 145 f., 149
Guanábana 81 ff., 133 ff., 148 f.
Guarana 148
Guatemala 152, 154, 165
Gürtelrose 111
Gurupá 152
Haiti 81
Halluzinogene 42
Halsinfektion 77, 106, 105, 135
Halsschmerzen 41, 54, 135
Hämorrhoiden 69, 75, 78, 96, 103, 105, 135

Hände, kalt 41
Harnsäureausscheidung, verbessernd 67
harntreibend 67 f., 70, 72, 111, 123, 135
Harnwege, Reinigung 95
Harnwegsentzündung 73, 135
Harnwegsinfektionen 77
Haut 64 f., 78 f., 106, 135
Hautbildung 105
Hautbläschen 107
Hauterkrankungen 64 f., 67, 71, 106, 114, 121, 135
Hautkrebs 75, 78, 83, 140
Hautparasiten, Abwehr 64
Hautprobleme 67, 106 f., 135
Hautreizungen 57
Hautschutz 57, 78
Hautunreinheiten 64, 106
Hautverletzungen 105, 135
Hefepilze 112
Heilpflanzen 42 ff., 159
Heilpilze 61
Heilsubstanzen, Handel 143
Heilung, beschleunigt 105
Heilungsförderung bei Tumoren 9
Heilwissen der Ahnen 150
Heißhunger, zyklusabhängig 125
Heisteria pallida 75
Helicobacter, abtötend 78
Hepatitis 62, 73, 135
Herpes labialis 101
Herpes 88, 106, 111 ff., 135
Herzbeschwerden 100, 110, 131,
Herzerkrankungen 34, 42, 76
Herz-Kreislauf-Erkrankungen 11, 139
Herzrhythmusregulation 82, 139
Herzrhythmusstörung 51, 74
Herzschlag, erhöht 98, 139
herzstärkend 139
Himmematsutake 61
Hirntumor, primär 140
Hitzewallungen 126
HIV-Infektion 72, 83, 106
Hodenkrebs 54, 140
Hodgkin-Krankheit 17, 54, 112, 135
homöopathisches Messer 114
Honduras 154
Hormone, natürlich 42
Hormonpräparate, Alternative 126

Hormonproduktion, anregend 41
Hormonstörungen 109, 139
Hügelerdnuss 131
Humusschicht 31
Husten 42, 64, 68 f., 80, 82, 96, 111, 135
Hydrocortison 121
Hysterie 96, 100
immunmodulatorisch 89, 109, 135
immunologisches Stimulans 75
Immunschwäche 88
Immunsystem 131, 135
Immunsystem, Stabilisierung 62
Immunsystem, Stimulierung 52, 75, 88, 109, 112, 135
Impotenz 41, 56, 95, 136
Indien 14, 47, 51, 66, 71, 73 f., 81, 115
Indigene Völker 164 f.
Indische Schlangenwurzel 51, 134, 139
Indonesien 14, 29, 47, 50, 55, 74, 149, 154
Infektionen 52, 112
Infektionskrankheiten 56, 136
Influenzavirus 113
Ingwer 39 ff., 136, 138 f.
Ingwergewächse 38
Inkanuss 131
INRENA 103
Insektenabwehr 56, 64, 66, 96, 136
Insektenstiche und -bisse 106 f., 111, 136
IPD 147
Ipecacuanha 85 f., 133 f., 136, 138
ISSC-MAP 159
IUCN 33, 159
Jaborandiöl, s. Paraguay-Jaborandi
Jackfrucht 38
Jamaika 81
Javanischer Gelbwurz 51, 134 ff., 139 f.,
Jesuitenbalsam 77
Juckreiz der Füße 48, 136
Juckreiz der Haut 65
Juckreiz, Insektenstich 56
Kaffee 21, 148
Kakao 60, 150
Kalium 49
Kalzium 49, 60, 97, 130
Kambodscha 47

Kamerun 29, 46
Kariesvorbeugung 48, 136
Katemfe 52 f., 139
Katzenkrallendorn 86 ff., 97, 108, 133 ff.,
Kautschuk 10, 25, 29, 60, 143 150 f., 161
keimabtötend 58, 64, 96, 105, 111, 136
Kenia 66
Klima 26, 30
klimakterische Beschwerden, s. Wechseljahrsbeschwerden
Knochenbrüche 97, 105, 136
knochenverdichtende Wirkung 126
Knorbelbaum 93 f., 136 ff.,
Kochbanane 37
Kohlendioxid 27
Kohlendioxidemission 26, 29
Kohlpalme 59
Kolabaum 38
Koliken 72, 98, 136
Koliken, krampflösend 123
Kollagenproduktion 105
Kolumbien 29, 80, 85, 87, 103, 128 f.
Kongo 14, 149, 158
Konzentration, fördernd 58, 136
Kooperativen 143
Kopfhautprobleme 57
Kopfschmerzen 41, 69, 86, 96 f., 116, 125, 136
Korilla 70
Körperentgiftung 95
Kosmetika, Regenwaldprodukte 152
kräftigend, allgemein 77
Krameria lappacea 102
Krameria triandra 102
Krampfadern 58, 136
Krämpfe, zyklusabhängig 125
krampflösend 72 f., 94, 96, 136
Krebs 8, 28, 34, 42 f., 56, 64, 76, 106, 109, 111 f., 140, 162
krebsartige Geschwüre 49
krebshemmend 52
Krebsnachbehandlung 91
Krebsprävention 91
Krebstherapie 57
Krebstherapie, Alternative 62
krebsvorbeugend 89, 140
Krebswachstum, Reduzierung 76

Krebszellen, spezifische Hemmung 82
Kreislaufbeschwerden 70, 88, 111, 139
Kurkuma 51
Lampenöl 50
Laos 47
Lapacho 110 ff.
Läuse 58, 81, 137
Lawalu 38
L-Dopa 55
Lebensmittelfarbstoff 66
Lebensmittelvergiftung 112
Leberbeschwerden 67, 82
Leberentzündung, s. Hepatitis
Lebererkrankungen 112 f.
Leberschutz 72, 80, 118, 123
Lebertherapeutikum 52, 136
Leishmaniose 76, 136
Lethargie 58, 136
Leukämie 54, 78, 89, 109, 112, 140
Leukorrhö 105
Liberia 14
Liebessaft 128 f.
Lignan 107
Limette 38
Lonchocarpus nicou auct. 69
Lungenkrebs 83, 140
Lungenprobleme 70, 136
Lupus 136
lymphatische Leukämie 17, 54
Lymphdrüsenkrebs 54
Lymphom 83, 140
Lymphozyten, Überlebenszeit verlängernd 89
Maccarblütenöl 56
Maccarstrauch 55
Madagaskar 15, 46 ff., 56
Madagaskar-Immergrün 17, 43, 53 ff., 133 ff., 140
Magen- und Darminfektionen 56
Magenfunktion, anregend 41
Magen, verdorben 106
Magen-Darm-Beschwerden 42, 67, 77, 100, 136
Magen-Darm-Erkrankungen 57
Magenentzündung 88, 136
Magengeschwür 88 f., 91, 105 ff., 116, 140
Magengeschwüre, hemmend 78
Magensaftbildung, reduziert 68

173

Magensaftsekretion, Anregung 52, 74
Magenschmerzen 41, 71, 96, 106, 116, 136,
Makrocarpine 76
Makrophagen, Stimulierung 88
Malaria 42, 47, 56, 67, 74, 95, 111, 113, 116, 136
Malaysia 14, 29, 47, 50, 118
Manayupa 94 ff., 133 f., 136 ff.
Mandelentzündung 48, 69, 106, 136
Mandelentzündung, bakteriell-eitrig 114
Mangelernährung, Nebenwirkungen verbessernd 128
Mango 38
Mangostane 38, 118 f.
Maniok 37
Maracuja 99
Marco 96 f., 133 ff.,
Mate 148
Maytenus macrocarpa R. & P. Bricquet 74
Medizinmänner 42
Meeresspiegel, Anstieg 26
Membran 165
Menstruationsbeschwerden 57, 75, 88, 96, 98, 116, 124, 136
Methangas 26 f.
Mexican Wild Yam 120 ff., 134 ff.
Mexiko 14, 66, 70, 104, 152
Milchfluss stillender Frauen fördernd 94, 136
Mineralien 49, 130
Minthostachys mollis 97
Mintostaxhys verticillata Griseb. 97
Mischbestände 60
Mischhaut 64
MN Própolis 147
Monokulturen 20, 29, 161
Morbus Crohn 78, 88, 106, 134
Moskitoschutz 64
motilitätshemmend 100
MS 15, 34, 61, 94, 96, 136, 162
Mucuna deeringiana 55
Müdigkeit 62, 77, 109, 125, 136
Multiple Sklerose, s. MS
Muña 97 f., 133 f., 136 ff.,
Mundfäule 50, 136
Mundpflege 50
Mundtrockenheit 98, 136, 140

Muskelbeschwerden 98, 137
Muskelgewebe, Regeneration 105
Muskelkater 64, 137
Muskeln, entkrampfend 116, 137
Muskeln, entspannend 75
Muskeln, für Operationen ruhig stellen 94
Muskelrelaxans des Urogenitaltraktes 73
Muskelrelaxans für die Chirurgie 94
Muskelrelaxans, mild 68
Muskelschmerzen 41, 61, 95, 137
muskeltonisierend 105, 111, 137
Muskelverspannungen 81
Muskelzerrung 64, 137
Muttermilch, Erhöhung nach der Geburt 81
MV Export 147
Mykose 89
Myoblastose 107
Myrciaria dubia 129
Nachbehandlung von Krebs 89
Nachhaltigkeit 25, 63, 77, 143 f., 145, 149 ff., 152, 159 ff.
Nagelpilz 78, 137
Nahrungsergänzungen 128 ff.
Narbenbildung 78
Narbenkontraktion, Stimulierung 105
Narkosemittel 42
Nebelwald 14
Neem Campaign 142
nervenberuhigend 110
Nervenbeschwerden 96, 137
Nervenschmerzen 82, 96, 137
Nervensystem, Kräftigung 77, 137
nervöse Unruhezustände 100, 137
Nervosität 57, 94, 137
Nesselfieber 106, 137
Neuguinea 49
Neurodermitis 65
Neuseeland 15
New York Institute of Economic Botany (NYBG) 160
Nicaragua 85, 95
Nieren, Reinigung 95
Nierenbeschwerden 95
Nierenentzündung 48, 88, 137
Nierenfunktion, Förderung 67, 137
Nierenprobleme 68, 116, 137
Nierensteine 72, 116, 137

Nuriuan Projekt 152
Nutzpflanzen 37 ff.
Nux vomica 93
Ocotea glaziovii 81
ödemhemmend 39, 139
Ohrenentzündung 50, 70, 137
Ökosystem 19, 22, 25 f., 28, 31 f., 35
Oleum annonae 56
Omega-Fettsäuren 131
On Fruits 147
Orchideenöl 56
Organics Brasil 147 ff.
OroVerde 154 f.
Osteoarthrose 75, 137
Osteoporose 126, 137
Östrogen 121, 123, 125
Pakistan 47
Palmherzen 59, 161
Palmkernholz 150
Palmölplantagen 29
Panama 22, 87, 104, 109, 128
Pankreaskrebs 83, 140
Pankreaszellen, Erneuerung 101
Papain 41 f.
Papaya 41 f., 134, 136, 149
Para toda 109
Paraguay 87, 109
Paraguay-Jaborandi 98 f., 135 f., 140
Paranüsse 10, 150, 152
Parasiten 81, 89, 137
Parkinson 15, 55, 94, 96, 112, 137, 162
Passiflora incarnata 99
Passionsblume 99 f., 133 f., 137 f., 152
Passionsfrucht 149, 152
Pasuchaca 101 f., 133 ff., 137, 139
Patente auf Pflanzen 142
pathogene Keime, Schutz 88
Pazifikregenwald 128
Peru 25, 38, 40, 67, 69, 70, 73, 75, 78, 82, 87, 90, 95, 97, 101 ff., 109, 114, 128, 131, 146 f., 160, 165
PeruBiodiverso 115, 130, 145 f.
Pfaffia paniculata 109
Pfeilgift 93
Pflanzenöl 99, 131, 148
Philippinen 14, 55
Phosphor 49, 130
pH-Wert im Mund 48

Phyllanthus niruri 71
Pickel im Gesicht 71
Pilocarpus pennatifolius 98
Pilokarpin 98
Pilzerkrankungen 89, 114
Pilzinfektionen 98, 106, 111, 137
Plantagen 29, 161
Plukenetia Volubilis Linneo 131
PMS 122, 125 ff., 137
Poliovirus 113
Polyphenole 52, 118
Polysaccharide 62
Prämenstruelles Syndrom, s. PMS
Prellungen 64, 137
Pro REGENWALD 157 f.
Progesteron 121, 123
Projekte zur Regenwalderhaltung 141 ff.
PromPeru 146 f.
Propolis 147
Prostataentzündung 67, 73, 88, 112, 137
Prostatakrebs 82, 140
Prostataprobleme 47, 68, 137
Prunus africana 46
Psophocarpus tetragonolobus 49
Psoriasis 65, 111, 137
Pygeum africanum 46
Pyorrhö 106
Quetschungen 64, 137
Radikale, freie 164 ff.
Ratanhia 102 f., 133 ff., 139
Rauschmittel 54
Rauwolfia serpentina 51
Regelwaldakademie 156
Regenwald als Nahrungsquelle 37
Regenwälder, gemäßigten Breiten 15
Regenwaldschichten 13
Regenwaldzerstörung 28 ff.
Reizbarkeit 100, 137
Reserpin 51
Restless-Legs-Syndrom 55, 137
Rheuma 41, 64, 75 f., 82, 88 ff., 95, 106, 109, 111, 116, 121, 138
rheumatische Beschwerden 69, 98
rheumatische Schmerzen 123
Rhinovirus 1B 89
Rodung 10, 25 f., 33, 144, 151
Rückenschmerzen 75, 95, 100, 125, 138
Ruhr 86, 106, 138

Ruhrwurzel 85
Rutakraut 98
Rutin 130
Sacha Inchi 131, 135, 137, 139, 145
Safranwurz(el) 51
Sagopalme 37
Salve Floresta 155 f.
Sambazon 148
Sammelreservate 150 f.
Samtbohne 55, 137
Sangre de Drago 103 ff., 133 ff.
Saponin 121
sarkomhemmend 107, 140
Sarkomvirus 107
Scharfstoffe des Ingwers 40
Scheidenentzündung 72, 138
Scheideninfektion 94, 138
Schildkrötenbaum 115
Schistosoma 113
schlaffördernd 100
Schlafkrankheit 113
Schlaflosigkeit 57, 138
Schlafstörungen 100, 126
Schlaganfall, Notfalltherapie 119
Schlangenbisse 67, 111, 116
Schlangenwurzel, s. Indische Schlangenwurzel
Schleimhautentzündung 95, 138
Schleimlöser 39, 42, 69, 80, 138
Schmerzen beim Wasserlassen 47, 138
Schmerzen 50
Schmerzen, arthritisch bedingt 82
schmerzhemmend 109, 138
schmerzlindernd 64, 77, 138
schmerzstillend 72, 75, 100 ff.
Schnittverletzungen 105, 107
Schnupfen 69, 138
Schocktherapie 94
Schuppen 57, 78, 105, 138
Schuppenflechte, s. Psoriasis
Schutz des Regenwalds 142 ff., 160
Schwäche 82
Schwefel 49
Schweißausbrüche 126
schweißtreibend 111, 123
Schwellungen 39, 47, 69, 138
Schwindelgefühl 50
Schwitzen, übermäßig 98
SECO 145
Seed savers' network 142
Seifenherstellung 50

sekundäre Pflanzenstoffe 52, 112, 118, 121, 166,
Sesquiterpen 76, 129
Sexualhormone 120 f.
Smallanthus sonchifolius 114
Sodbrennen 67, 138
Sojaanbau 31
Sonnenschutz 64, 66
SOS Mata Atlântica 153
Spannungsgefühl der Haut 65
Spasmolytikum 73, 75, 138
Speichelsekretion, Anregung 74, 98
Speisebanane 37
Sri Lanka 14, 47
stabilisierend 135
stresslindernd 138
Staphylokokken 68, 112, 118
starker Rücken 95
Stärkungsmittel 75, 77, 100, 138
Stechmückenabwehr 64
Steinbrecher 71
steroidaler Effekt 109
Steroide 120 f.
Stickoxidfreisetzung 30
Stiftung Regenwald 158
Stimmung, gelassen 77
Stimmungsveränderungen 125 f.
stimulierend 109
Stinkpflaume 47
Stoffwechselunterstützung 80
straffend 58
Stress 109, 130
Strychnin 93
Strychnos toxifera 93
Südafrika 46
SUFRAMA 148
Suma 109 f., 133 ff., 137 ff., 149
Surinam 69, 154
Surya Brasil 152
Süßkartoffel 37
Süßstoff, natürlich 52
Syphilis 68, 111, 138
Tabebuia chrysantha (Vahl.) Nichols 110
Tabebuia serratifolia (Jacq.) Nichols 110
Talgmuskatbaum 114
Tannin 107
Tansania 46, 66
Taro 37
Taspin 105, 107
Tawari amarillo 110 ff., 133 ff., 149

175

Tawari negro 110
Testosteron 121
Tetanus 77, 94, 138
Thailand 47
Thaumatin 53
Thaumatococcus daniellii 52
Theobroma grandiflorum 78
Tiefland-Regenwald 14
Tiere, vom Aussterben bedroht 24
tonisierend 105, 111
Tonkabohne 150
traditionelle Medizin 43
TRAFFIC 45, 159
Tränendrüsen, Stimulierung 98
Transfair 152
Treibhausgase 26 f.
Trichophyton 112
Triglyceridwerte normalisierend 70, 101, 139
Tropenkrankheiten 138
Tropenwaldstiftung 154 f.
Tropische Regenwälder 14
Trypanosoma 113
Tuberkulose 42, 47, 73, 94 f., 106, 108, 112, 116, 138
Tubocurarin 94
Tumoren, bösartig 89, 140
Tumoren, resistent gegenüber Krebsmedikamenten 82
tumorhemend 8, 72, 78, 82, 107, 118, 140
Turmeric 51
Typhus 56, 138
Übelkeit 41, 106
Übelkeit, dauerhaft 86, 138
Ucuúba 114, 135, 137 f., 152
Umweltverschmutzung 16
Uña de Gato 97
Uncaria tomentosa Willdenow de Candolle 86
UNCTAD 146
UNESCO 27
Unterleibsschmerzen 86, 138
Unterschenkelgeschwüre 108
Urucum 66, 148
Vaginalausfluss 95, 138
Vaginalblutungen 138
vaginale Trockenheit 126
vaginales Antiseptikum 67
Vampirfledermaus 119

Vanille 38
Venenerkrankungen 50, 138
Venezuela 14, 67, 80, 109, 114, 129, 154
Verbrennungen 48, 67, 138
Verdauungsbeschwerden 67, 86, 91, 106, 138
verdauungsfördernd 39, 41, 68, 72, 95, 97, 138
Verdauungsschwäche 72, 111
Verdauungsstörung 39, 72
Verdauungsunterstützung 80
Verhütungsmittel für den Mann 119
Verhütungsmittel 76, 94, 114, 138
verjüngend 138
Verkrampfungen 72
Verletzungen der Haut 108
Verletzungen, klein 103
Vermarktung, regional 143
Verspannungen 100
Verstopfung 116
Vesicular Stomatitis Virus 89
Victoriasee 23
Vietnam 47, 149
Vinblastin 54
Vinca rosea 54
Vincristin 54
Virenschutz 139
Virola sebifera 114
Virolabaum 114
Virus vesicae stomatitis 113
Viruserkrankungen 89
Virusinfektionen 91
Vitamin B_1 130
Vitamin B_2 130
Vitamin B_3 130
Vitamin B_6 62
Vitamin B_{12} 62
Vitamin C 44, 99, 129 f.
Völlegefühl 74
Wassereinlagerung, zyklusabhängig 125
Wechseljahrsbeschwerden 88, 122, 125 f., 127, 139
Weinerlichkeit, zyklusabhängig 125
Wiederaufforstung 154, 157
Wild Yam 120 ff.
Wild Yam, herabgesetzte Wirkung 124 f.

wilder Kakao 78
Wildsammlung 45
Wilms-Tumor 54, 140
Windpocken 50
Wissen, tradiert 43
Wolkenwald 14
World Wide Fund for Nature, s. WWF
Wundauflage 95
Wundbehandlung 105, 107
Wundenreinigung 77
Wundenversorgung 111
Wundenverschluss 139
Wundheilung 48, 67, 77, 79, 89, 105, 109, 128, 139
Wundrose 111
Wurmbefall 137
Wurmerkrankungen 64, 70
Wurmmittel 41, 56, 60, 72
WWF 44 f., 149, 158 f.
Xanthine 118
Xanthone 118
Yacón 114 f., 134, 139, 145
Yahuati Caspi 115 f., 133 ff.
Yams 37
Yandiroba 63
Ylang-Ylang 55 ff., 133 ff.
Yucca 155
Zahnfleischentzündung 106, 136
zahnmedizinische Behandlung 116, 136
Zahnpflege 48, 50, 103, 139
Zahnreinigung 70
Zahnschmerzen 41, 106, 139
Zeckenschutz 58
zellulärer Schutzfaktor 109
Zellulitis 64
Zellwachstum in bösartigen Tumoren hemmend 129
zentralafrikanischer Regenwald 159
Zentrales Nervensystem normalisierend 139
Zingiber officinale 39
Zitronengras 57 f., 133 ff.
Zittern, nervöses 98, 139
zitternder Rücken 75
Zuckerersatz 52, 139
Zuckerrohr 38
Zyklusstörungen 126
Zytostatikum 54, 108, 140